L'ŒUVRE MÉDICO-CHIRURGICAL

D' CRITZMAN, Directeur

Suite

DE

Monographies Cliniques

SUR

les Questions Nouvelles

en Médecine
en Chirurgie, en Biologie

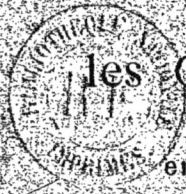

N° 22

(publié le 15 février 1900)

L'ENTÉRO-COLITE MUCO-MEMBRANEUSE

PAR

Le D' GASTON LYON

Ancien chef de clinique médicale de la Faculté de Paris

Chaque monographie séparément 1 fr 25

PRIX DE L'ABONNEMENT A 10 MONOGRAPHIES : 10 FRANCS — ÉTRANGER 12 FRANCS

PARIS

MASSON ET C', ÉDITEURS

LIBRAIRES DE L'ACADÉMIE DE MÉDECINE

120, BOULEVARD SAINT-GERMAIN

1900

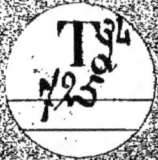

CONDITIONS DE LA PUBLICATION

La science médicale réalise journellement des progrès incessants ; les questions et découvertes vieillissent pour ainsi dire au moment même de leur éclosion. Les traités de médecine et de chirurgie, quelque rapides que soient leurs différentes éditions, auront toujours grand peine à se tenir au courant.

C'est pour obvier à ce grave inconvénient, auquel les journaux, à cause de leur devoir de donner les nouvelles médicales de toutes sortes et nullement coordonnées, ne sauraient remédier, que nous avons fondé, avec le concours des savants et des praticiens les plus autorisés, un recueil de Monographies destinées à pouvoir être ajoutées par le lecteur même aux traités de médecine et de chirurgie qu'il possède, les tenant ainsi au courant de toutes les innovations et de toutes les grandes découvertes médicales.

Nous tenant essentiellement sur le terrain pratique, nous essayons de donner, à chaque problème, une formule complète. La valeur et l'importance des questions sont examinées d'une manière critique de façon à constituer un chapitre entier, digne de figurer dans le meilleur traité médico-chirurgical.

La *Médecine* proprement dite, la *Thérapeutique*, la *Chirurgie* et *toutes les spécialités médicales* sont représentées dans notre collection. Les Sciences naturelles n'y seront pas non plus négligées. La *Zoologie*, la *Microbiologie* avec la sérothérapie et les problèmes de l'immunité, la *Chimie biologique* et les toxines trouveront une large place dans cette publication.

Chaque question y est traitée, soit par celui dont les travaux l'ont soulevée, soit par l'un des auteurs les plus compétents, et chacun, homme de science, praticien ou simple étudiant, pourra facilement et sans perte de temps y étudier la question qui l'intéresse. On y trouvera réunies la presque totalité des grandes découvertes médicales traitées d'une manière classique. Par sa nature même, par son but, notre publication doit être et sera absolument éclectique. Elle ne dépendra d'aucune école.

Les Monographies n'ont pas de périodicité régulière.
Nous publions, aussi souvent qu'il est nécessaire, des fascicules de 30 à 40 pages, dont chacun résume une question à l'ordre du jour, et cela de telle sorte qu'aucune ne puisse être omise au moment opportun.

Les Éditeurs acceptent des souscriptions payables par avance, pour une série de 10 monographies, au prix de 10 francs pour la France et 12 francs pour l'étranger.

Chaque Monographie est vendue séparément 1 fr. 25.

Toutes les communications relatives à la Direction doivent être adressées sous le couvert du Dr Critzman, 45, avenue Kléber, à Paris.

L'ENTÉRO-COLITE MUCO-MEMBRANEUSE

PAR

Le Dr Gaston LYON

ANCIEN CHEF DE CLINIQUE MÉDICALE DE LA FACULTÉ DE PARIS

AVANT-PROPOS

L'entéro-colite muco-membraneuse est une affection des plus fréquentes et qui apparaîtrait comme plus fréquente encore si, dans nombre de ses formes légères, elle ne passait inaperçue des malades ou n'était méconnue par les praticiens. En dépit de cette fréquence, cette affection n'occupe pas dans les traités classiques la place que son importance devrait lui assurer; c'est à peine s'il en est fait une brève mention, comme complication éventuelle de la constipation chronique. Cependant, à tous égards, elle mérite de retenir l'attention; car il s'en faut de beaucoup qu'elle soit connue dans toutes ses modalités : sa pathogénie n'est rien moins qu'élucidée; ses formes cliniques par leurs allures variables prêtent à la confusion et revêtent souvent le masque d'autres affections, son traitement enfin se ressent de l'incertitude de nos connaissances relatives à sa pathogénie; en fait, l'entéro-colite muco-membraneuse est une maladie ou, si l'on veut, un syndrome morbide généralement très rebelle, éminemment sujet aux récidives, poursuivant parfois son évolution pendant toute l'existence, d'où le retentissement fâcheux qu'elle exerce sur le système nerveux et sur la nutrition.

Le professeur G. Sée, dont nous avons été successivement l'interne, puis le chef de clinique, avait appelé notre attention à maintes reprises sur l'entérite muco-membraneuse qu'il connaissait bien et dont il a donné une bonne description dans son traité des dyspepsies gastro-intestinales; nous avons pu constater la justesse de ses observations relativement à la fréquence de la maladie et à ses allures protéiformes bien propres à dérouter le praticien. Dès 1889 nous avons publié dans la *Gazette des hôpitaux* (11 mai) un travail d'ensemble assez développé sur l'entéro-colite muco-membraneuse; depuis cette époque nous en avons recueilli un grand nombre d'observations au cours de notre pratique, et dans un travail publié dans la *Revue de thérapeutique médico-chirurgicale* (1894) nous avons exposé les grandes lignes de son traitement. Nous nous croyons donc autorisé aujourd'hui à revenir sur la question de l'entéro-colite muco-membraneuse dans un travail d'ensemble, en mettant à contribution l'expérience acquise par nous depuis dix ans et les travaux assez nombreux qui ont vu le jour depuis notre première publication.

DIVISION

Il est impossible de tracer une description de l'entéro-colite muco-membrane s'appliquant à tous cas : l'ancienneté de la maladie, l'âge du sujet, son tempérament, la variabilité des symptômes réactionnels, l'évolution subaiguë ou chronique, enfin l'association avec d'autres états morbides sont autant de facteurs susceptibles de modifier le tableau clinique.

Il existe toutefois des symptômes cardinaux qui ne font jamais défaut, qui sont nécessaires et suffisants pour caractériser la maladie, et des symptômes accessoires, inconstants et très variables; nous devrons les séparer les uns des autres et reléguer les derniers au second plan.

D'autre part, si la maladie, dans sa forme chronique, présente un tableau qui varie peu dans ses symptômes essentiels, la scène change quand se manifestent des poussées aiguës; nous étudierons celles-ci dans les chapitres consacrés à la marche et aux formes de l'affection.

Le mode de début est différent suivant les cas; habituellement insidieux, à type chronique d'emblée, le début peut être marqué par une colite aiguë, particulièrement chez l'enfant. Nous aurons à indiquer ces différents modes de début.

Pour l'instant, dans le chapitre qui va suivre, nous passerons successivement en revue :

A. — Les symptômes essentiels;

B. — Les signes physiques ;

C. — Les symptômes accessoires.

SYMPTOMATOLOGIE

A. — *Symptômes essentiels.*

Ces symptômes, qui ne font jamais défaut, bien qu'étant d'intensité très variable, sont : la constipation, le rejet de muco-membranes, les douleurs.

Constipation. — La constipation est le phénomène habituel; lorsqu'elle disparaît, c'est pour être remplacée pas de « fausses diarrhées » qui peuvent en imposer au médecin non prévenu et l'induire en erreur sur la nature de la maladie : ces fausses diarrhées cèdent sous l'influence d'un traitement approprié et font place de nouveau à la constipation qui les avait précédées.

La constipation est le premier en date des symptômes; aussi lui accordons-nous la première mention, bien que le rejet des muco-membranes soit, à vrai dire, le seul symptôme pathognomonique.

On trouve toujours la constipation à l'origine de la maladie et presque toujours aussi cette constipation remonte à l'enfance; pendant longtemps elle peut précéder l'apparition des membranes dans les selles.

La constipation, avons-nous dit, est habituelle ; ajoutons, comme correctif, que dans nombre de cas bénins le fonctionnement de l'intestin peut être régulier pendant un certain temps, la maladie procédant alors plutôt par crises, par poussées paroxystiques. Opiniâtre, elle l'est parfois au degré le plus prononcé. Les malades restent quatre, cinq jours ou même davantage sans avoir de garde-robes spontanées, ou, s'ils rendent quelques matières, ces matières constituent des garde-robes insuffisantes ; l'intestin ne parvient pas à s'exonérer de son contenu. Le plus souvent les malades ne vont à la selle qu'à l'aide de moyens factices, purgatifs ou lavements, mais ces moyens s'épuisent à la longue, ou même, c'est le cas des purgatifs salins, tendent à rendre plus opiniâtre la constipation contre laquelle on les emploie.

Les garde-robes spontanées ou provoquées sont parfois moulées ; mais le plus souvent leur aspect indique qu'elles ont séjourné plus ou moins longtemps dans l'intestin ; elles sont en effet constituées par des boules, dures, sèches, ovillées, reproduisant la forme des godets du gros intestin où elles se sont durcies et moulées. « La dureté de ces masses en fait de véritables corps étrangers qui adhèrent à la muqueuse, s'en détachent pour ainsi dire par arrachement et la frottent durement en circulant à sa surface. Ce contact intime, ce détachement violent et ce frottement rude sont bien faits pour produire, à force d'être répétés, une irritation chronique de l'intestin » (Malibran).

On peut encore trouver dans les selles de petites parcelles écailleuses, résultant de la fragmentation de matières fécales anciennes, très dures. Dans certains cas, lorsque les matières proviennent de parties de l'intestin en état de contraction spasmodique, elles sont rubanées, aplaties ou comme étirées à la filière ; cet aspect particulier que peuvent revêtir les matières ne laisse aucun doute sur l'existence du spasme.

Les matières peuvent être enveloppées ou non par les glaires, les muco-membranes ; parfois elles sont accompagnées de stries ou de gouttelettes de sang. Enfin les scybales peuvent nager au milieu d'un flux diarrhéique, d'odeur fétide... nous reviendrons sur ces différents points.

Muco-membranes. — Les muco-membranes constituent le seul signe caractéristique.

Dès 1857 M. Potain, étudiant l'aspect des concrétions membraniformes, les divisait en deux classes : les mucosités gélatiniformes peu cohérentes, les pseudo-membranes en rubans ou en tubes, comparables aux produits d'expectoration des malades atteints de bronchite pseudo-membraneuse. Germain Sée, qui a donné une description très exacte et très complète des sécrétions muco-membraneuses (Traité des dyspepsies gastro-intestinales, p. 223, 1883), distingue trois types de sécrétion : le type amorphe, le type membraneux, le type mucilagino-gélatineux ; mais, en somme, quel que soit l'aspect revêtu par les concrétions, elles peuvent être ramenées à deux types seulement : amorphe ou membraneux.

a) Le type amorphe est constitué par des glaires ressemblant à du blanc d'œuf non cuit, ou par des boules grisâtres qui se segmentent dans l'eau, ou bien encore par une sorte de mousse ou d'écume qui recouvre les déjections et qui est souvent teintée de sang. Dans les cas bénins on peut n'observer que ce seul type, dont la présence dans les selles est parfois méconnue.

b) Le type membraneux affecte la forme de tubes ou de cylindres pleins, et d'autre part de rubans aplatis, ou bien encore de fragments dont la forme est variable.

Les tubes creux ressemblent à des tubes de macaroni; ils ont le volume de l'intestin ou plutôt sont d'un calibre en général inférieur, ce qui tient, d'après M. Debove, à ce que le mucus, après avoir tapissé la circonférence de l'intestin, et s'être transformé en tube, se rétracte, après s'être détaché; d'après M. Mathieu, avec plus de raison peut-être, à ce que les tubes ont pris naissance dans un segment de l'intestin contracté et revenu sur lui-même; en tous cas le mucus est bien exactement moulé sur la muqueuse de l'intestin, dont il reproduit tous les contours, de sorte que les malades croient évacuer des lambeaux de muqueuse et se disent atteints de dysen-terie. La longueur de ces tubes, comme d'ailleurs celle des concrétions rubanées, est des plus variables; elle varie de quelque centimètres à un mètre et même davantage. Un malade de M. Wannebroucq a expulsé un tube cylindrique de 1 m. 20 de long.

Habituellement le mucus concret se fragmente, et c'est alors qu'il revêt la forme de cylindres pleins, de rubans plats simulant les anneaux du tænia, de lanières ayant l'aspect du vermicelle, de filaments courts ressemblant à des oxyures, à des ascarides. La confusion avec ces derniers est d'autant plus aisée, à un examen superficiel, que les vers, comme les cylindres membraneux, sont souvent enroulés en masses, comme pelotonnés (G. Sée).

Si les fragments cylindriques sont confondus parfois avec les oxyures ou les ascarides, les fragments rubanés le sont beaucoup plus souvent avec les anneaux du tænia. Journellement, à notre consultation d'hôpital, nous avons vu des malades qui demandaient à ce qu'on les débarrassât du prétendu tænia dont ils se croyaient atteints. Cette erreur, naturelle chez les malades, est moins excusable de la part des médecins, qui cependant la commettent parfois; un examen à la loupe permettrait d'éviter cette con-fusion grossière et préjudiciable au malade à qui l'on fait absorber coup sur coup plusieurs tænifuges pour expulser une « tête » qui ne se présente jamais et pour cause.

Pour expliquer l'aspect aplati des concrétions, M. Potain admet qu'elles se sont formées sur les bandes longitudinales qui suivent le côlon d'un bout à l'autre et qui soulèvent la muqueuse par leurs faisceaux musculaires tendus, déterminant une saillie très notable vers la cavité intestinale. Le mucus, accumulé et concrété à la surface de ces bandes, serait ensuite enlevé et comme raclé par le passage des matières fécales.

Déroulés sous l'eau, les rubans membraneux ont une face lisse, jaunâtre qui correspond à la face interne libre, et une autre blanchâtre, villeuse, correspondant à la muqueuse et pouvant être piquetée de points noirs, de stries sanguinolentes qui prouvent leur adhérence à l'intestin.

La quantité des membranes évacuées en une seule fois est des plus varia-bles; il en est de même de la fréquence des évacuations. Parfois insignifiante, la quantité de ces membranes peut être assez grande pour remplir un demi-verre ou un verre ordinaire ; dans un cas les membranes remplissaient plus du tiers du vase de nuit (Lereboullet) et dans un autre un vase tout entier ! (Laboulbène.)

Certains malades ne rejettent des muco-membranes qu'à intervalles assez éloignés ; dans ce cas l'expulsion des muco-membranes est précédée pendant quelques jours de douleurs très intenses, d'une véritable crise de coliques, comparable aux coliques hépatiques, néphrétiques, avec lesquelles elle est d'ailleurs parfois confondue.

Chez d'autres malades le rejet des exsudats membraneux a lieu presque journellement et coïncide avec l'issue du bol fécal ou se produit isolément. Les exsudats sont mélangés plus ou moins intimement aux matières qu'ils enrobent ou bien expulsés séparément en amas pelotonnés.

Glaires et muco-membranes présentent, ainsi que nous le verrons, la même composition. Elles sont constituées essentiellement par du mucus. Leur différence d'aspect tient à la durée respective de leur séjour dans l'intestin. Quand le mucus séjourne peu dans l'intestin, qu'il est évacué au fur et à mesure de sa production, il se présente sous forme de glaires ; quand il séjourne, au contraire, dans l'intestin, il s'y solidifie, se moule sur ses parois et revêt alors l'aspect de tubes, de cylindres, etc.

Douleurs. — Les douleurs ne font défaut dans aucun cas, mais elles peuvent présenter les modalités les plus diverses en ce qui concerne leur caractère, leur acuité, leur siège, le moment de leur apparition.

Il convient de distinguer les douleurs habituelles et celles plus intenses, qui se manifestent sous forme de crises se reproduisant à intervalles variables.

Les douleurs habituelles sont comparées par les malades à des tranchées, des tiraillements, des élancements sourds, des brûlures ; certains comparent les sensations douloureuses qu'ils éprouvent à celles que produirait le passage dans l'intestin d'un courant d'eau très chaude (Williams). Ils localisent en général les sensations douloureuses soit dans l'une ou l'autre des fosses iliaques, soit au voisinage de l'ombilic, ou transversalement au niveau du côlon transverse ou de ses angles ; d'autres souffrent dans toute l'étendue du ventre.

Les douleurs surviennent de préférence deux ou trois heures après le repas, ce qui tient sans doute au passage dans l'intestin des produits de la digestion ; mais elles peuvent aussi se produire pendant la nuit. Elles sont nettement influencées par les écarts de régime, l'ingestion de crudités, celle de boissons alcooliques. Ces accès douloureux peuvent se terminer par l'expulsion de quelques mucosités, et ils s'apaisent alors momentanément ; on voit alors le malade pâlir, ses traits se contracter ; il reprend sa physionomie normale quand il a pu avoir une garde-robe, mais souvent aussi il a des épreintes qui ne sont pas suivies d'effet. Certains malades peuvent avoir plusieurs fois par jour des petites crises analogues. Beaucoup de malades éprouvent d'autre part du ténesme vésical et ano-rectal.

Les douleurs paroxystiques, beaucoup plus intenses, surviennent à des intervalles très variables, parfois une ou plusieurs fois par mois ; dans d'autres circonstances les crises sont séparées l'une de l'autre par un intervalle beaucoup plus long. On a noté chez la femme la coïncidence des paroxysmes avec les époques menstruelles. Dans l'un et l'autre sexe le retour des crises est souvent préparé par des écarts de régime, par le surmenage ou par une longue période de constipation non traitée. Ces crises douloureuses peuvent durer quelques jours; les malades, pendant ce temps, sont en proie à des souffrances pour ainsi dire continuelles, parfois interrompues par des rémissions de quelques heures. Ils traduisent de différentes façons les sensations qu'ils éprouvent; il leur semble qu'on leur ronge l'intestin, qu'on y passe une râpe, etc. Pendant cette période la constipation est absolue; constipation et douleurs sont manifestement dues à un spasme de l'intestin. Bien que devant revenir plus loin sur l'examen du ventre, il convient de dire dès maintenant que celui-ci, au moment des crises, est tendu, météorisé. La palpation en est impossible, en raison de l'hyperesthésie cutanée; le poids des couvertures même ne peut être supporté dans certains cas.

Les souffrances si vives ressenties par les malades retentissent sur l'état général : les malades restent immobiles dans leur lit, couchés sur le dos, les cuisses fléchies sur l'abdomen; ils sont pâles, ont les traits tirés et refusent de prendre des aliments. On conçoit que ce tableau symptomatique puisse en imposer au médecin non prévenu et simuler la péritonite, l'appendicite, l'occlusion intestinale, d'autant plus que les vomissements s'ajoutent souvent aux symptômes précédents. Le diagnostic est encore plus malaisé quand la fièvre s'allume; le tableau est alors celui d'une infection intestinale à forme typhoïde.

Tous les malades, fort heureusement, n'éprouvent pas ces crises entéralgiques si pénibles.

B. — *Signes physiques.*

Si l'examen du malade ne permet pas à lui seul de faire le diagnostic de l'affection, il donne des résultats précieux, lorsqu'on les rapproche des renseignements fournis par l'interrogatoire.

L'*aspect général* varie suivant l'ancienneté et l'intensité de la maladie; dans les formes légères ou récentes il n'offre rien de bien caractéristique; dans les formes graves et d'ancienne date, le faciès, l'habitus sont au contraire des plus significatifs : les malades sont en général très amaigris, car ils s'alimentent peu; ils présentent un teint jaunâtre, indice de l'auto-intoxication chronique dont l'intestin est le foyer, ils ont les yeux excavés, cernés à leur pourtour, d'un bistre bleuâtre; ils ont un aspect de fatigue qu'expliquent leurs insomnies habituelles, les souffrances qu'ils endurent sans répit, et un air triste, abattu qu'expliquent les préoccupations auxquelles donne lieu leur état de santé.

La *langue* présente un aspect variable : elle peut rester souvent humide et rosée; plus souvent elle présente un enduit blanchâtre à sa base, mais reste rouge sur les bords; enfin dans d'autres cas, surtout lors des poussées fébriles, elle est nettement saburrale.

Chez certains malades il suffit de palper le ventre pendant un instant pour constater des modifications profondes dans l'état des viscères qui y sont contenus.

On constate d'abord la *flaccidité de la paroi abdominale* qui retombe en besace et la facilité avec laquelle se laisse déprimer le ventre jusqu'à la colonne vertébrale. La paroi, l'intestin ont perdu toute résistance et sont dans un état de relâchement complet ; on a la sensation de pétrir du caoutchouc entre les doigts. Certains malades (les femmes qui ont eu des grossesses multiples ou ont subi des interventions gynécologiques) présentent de l'éventration de la paroi. Disons encore que le ventre, qui a perdu toute consistance, est habituellement déprimé, rétracté.

Mais il est des malades chez qui la paroi abdominale est encore résistante, d'autres dont le ventre est tendu, tympanisé, par suite de la distension gazeuse du gros intestin et de l'estomac.

L'état du ventre ne varie pas seulement d'un malade à l'autre ; il varie également chez le même malade. Tandis qu'à certains moments le ventre est uniformément mou, à d'autres il présente en certains points des zones dures, consistantes, symptomatiques d'un *état spasmodique segmentaire de l'intestin*, constaté par la plupart des médecins qui ont particulièrement étudié l'entéro-colite muco-membraneuse, notamment par Fleiner, élève de Kussmaul, par M. Geoffroy (congrès de Moscou, 1897). Nous avons mentionné antérieurement l'aspect spécial des selles qui sont comme étirées ou aplaties chez les malades atteints de ce spasme.

Le spasme n'est pas permanent : on peut, avons-nous dit, ne plus le retrouver au bout de quelques jours, lors d'un nouvel examen. On peut même le voir disparaître instantanément si l'on maintient la main appliquée pendant quelque temps sur les anses rigides ; on peut alors parfois constater le relâchement de ces anses et le retour à l'état flaccide.

Le spasme est donc intermittent ; il est aussi segmentaire, c'est-à-dire localisé sur quelques parties seulement de l'intestin. C'est habituellement le côlon transverse qui est en état de contracture spasmodique ; le côlon ascendant et le côlon descendant étant au contraire atones et dilatés ; cependant on peut observer l'état inverse (rétraction du cæcum, dilatation du côlon transverse).

Lorsque le cæcum est dilaté, il donne non plus la sensation d'une corde, mais celle d'un boudin, et la main fait rouler les scybales qui s'y trouvent emprisonnées.

Ce n'est pas tout ; la palpation peut encore révéler l'existence d'une sorte de gangue, d'un épaississement uniforme, siégeant au niveau du côlon transverse ou bien au niveau du cæcum et qui est due à des fausses membranes péritonéales Potain). Chez un de nos malades, atteint depuis plus de vingt ans d'une forme grave d'entéro-colite muco-membraneuse, il nous a été donné d'observer à plusieurs reprises des poussées de péritonite localisée, siégeant au niveau du cæcum, s'accompagnant de fièvre et de douleurs vives, spontanées et provoquées par la pression. A la suite de ces poussées on pouvait très nettement percevoir l'empâtement déterminé par l'inflammation péritonéale et qu'il est facile de distinguer de la sensation de dureté, de consistance presque ligneuse fournie par l'intestin rétracté.

A côté des parties rétractées, il existe des segments d'intestin frappés d'atonie, où la palpation détermine une sorte de gargouillement dû au conflit des gaz et des liquides qui y stagnent.

Enfin la palpation peut être douloureuse; elle l'est surtout au niveau des parties contracturées et il existe des points d'élection pour la douleur; ce sont les deux angles du côlon, notamment l'angle gauche.

Nous venons de signaler l'état fréquent de rétraction du côlon qui donne sous la main la sensation d'une corde (corde colique); cette corde, grosse comme deux doigts réunis, s'échappe sous la pression de la main en donnant lieu à un ressaut. Pour Glénard la corde colique est symptomatique de l'entéroptose. Nous croyons cette opinion trop absolue. On ne peut admettre l'*entéroptose* que si le côlon, contracté ou non, est abaissé, ainsi que ses angles. C'est seulement après avoir trouvé la corde colique au voisinage de l'ombilic que l'on pourra admettre l'existence de l'entéroptose.

Achevons ce qui a trait à la palpation de l'intestin en disant que la palpation pratiquée au niveau de l'S iliaque y révèle une accumulation de matières stercorales et que l'intestin grêle, au niveau de l'ombilic, apparaît en état de relâchement; on n'y trouve pas de parties sténosées, il n'y existe pas de gargouillement.

Blondel a constaté que le toucher rectal déterminait parfois une vive douleur quand la main restée libre venait déprimer la paroi abdominale au niveau du ligament de Douglas.

L'estomac peut être dilaté ou ptosé. Il n'est pas toujours facile, dans un examen rapide, de distinguer la dilatation de l'estomac de celle du côlon transverse, bien que le son colique n'ait pas la même tonalité que le son stomacal. L'insufflation de l'estomac est un moyen fort simple de lever le doute, s'il en existe.

La ptose de l'estomac est assez difficile à différencier cliniquement de la dilatation de cet organe, bien que cependant l'insufflation permette de constater l'abaissement de la petite courbure; de plus l'espace de Traube, dans le cas de ptose gastrique, ne donne plus le son tympanique; il est mat à la percussion.

Lorsque l'on constate l'entéroptose, on est à peu près certain de trouver en même temps le rein droit ptosé; on retrouve, par le procédé de l'exploration bimanuelle, le rein ectopié soit dans le flanc, soit dans la fosse iliaque, soit même dans la région ombilicale.

Enfin le foie peut être lui-même ptosé. En tous cas il est souvent douloureux à la pression de sa face inférieure, en un point qui correspond à la vésicule. On le trouve parfois congestionné, plus souvent rétracté.

C. — *Symptômes accessoires; associations morbides.*

Pour n'être pas pathognomoniques les troubles fonctionnels dont il va être question prennent cependant une part importante dans le complexus symptomatique.

Troubles gastriques. — Les troubles gastriques sont la règle dans l'entéro-colite muco-membraneuse; pour notre part nous les considérons comme constants. Dans les formes légères, ils passent parfois inaperçus, parce qu'ils sont peu accentués et que les malades n'y prêtent pas grande attention. Néanmoins un interrogatoire minutieux en révèle l'existence, que confirment d'ailleurs les différents modes d'examen de l'estomac.

En ce qui concerne les troubles fonctionnels d'ordre gastrique, on peut distinguer plusieurs cas : tantôt il existe de vives douleurs après les repas, ainsi que des douleurs nocturnes, des sensations de brûlure, des régurgitations acides, de l'insomnie, etc., en un mot les symptômes habituels de l'hyperchlorhydrie; tantôt les malaises sont d'un autre ordre : les malades éprouvent surtout de la flatulence; après le repas il existe une distension gazeuse excessive de l'estomac ; des bouffées de chaleur montent au visage; une tendance au sommeil se produit pendant la période digestive. — Ce sont les symptômes que l'on rattache habituellement à la dyspepsie nervo-motrice et dont le type chimique est l'hypopepsie avec fermentations anormales.

L'inappétence est fréquente; en tous cas l'appétit est capricieux. Si les vomissements sont rares, en dehors des périodes de crises, des nausées surviennent fréquemment le matin au réveil.

En ce qui concerne les résultats fournis par l'exploration physique, nous avons vu que souvent on constatait les signes de la dilatation de l'estomac. Fréquemment on obtient le clapotage, à jeun, jusqu'à une distance voisine du pubis; mais dans d'autres cas l'estomac ne semble pas dilaté.

Les résultats de l'analyse chimique sont également variables : tantôt on constate l'hyperchlorhydrie, tantôt l'hypopepsie. Sur 11 malades atteints d'entéro-colite muco-membraneuse chez qui nous avons examiné le chimisme stomacal, 7 étaient nettement hyperchlorhydriques. M. Mathieu a pratiqué 9 analyses dans des cas accentués; ces analyses ont donné 4 cas d'hyperchlorhydrie seulement contre 5 cas d'hypochlorhydrie.

Il conclut que l'on ne peut attribuer aucune signification à la modalité du chimisme stomacal.

De son côté M. Albert Robin incrimine l'hyperchlorhydrie, qu'il désigne sous le nom d'hypersthénie. Nous aurons à examiner, en traitant de la pathogénie, les relations qui existent entre les troubles gastriques et les troubles intestinaux.

Déterminations hépatiques. — Nous avons signalé précédemment la ptose du foie qui coïncide avec les cas graves d'entéroptose; mais il existe d'autres désordres hépatiques, difficiles à déceler et d'une interprétation délicate.

Le volume du foie peut être augmenté; il n'est pas rare de constater que cet organe déborde le rebord costal. Il est vrai que l'on a signalé également sa rétraction.

Le trouble de fonctionnement du foie se traduit par l'acholie que G. Sée avait bien observée. « Souvent, dit-il, il arrive que les matières fécales sont blanches, décolorées à leur surface ainsi que dans leurs parties profondes, comme le sont les garde-robes des ictériques. Il semble, dans ce cas, que la bile soit sécrétée ou excrétée en moindre quantité, et que certains phénomènes de l'entérite membraneuse doivent être rapportés à l'acholie. » Tous les médecins qui ont suivi de très près les malades atteints d'entéro-colite muco-membraneuse ont fait la même constatation.

A côté de l'acholie intermittente il convient de signaler les cas où la bile est au contraire sécrétée en grande abondance et colore les matières en vert foncé. En somme il y a fréquemment déséquilibre dans la fonction biliaire tantôt activée, tantôt ralentie.

M. Glénard fait jouer un très grand rôle à « l'hépatisme », c'est-à-dire aux troubles de la fonction hépatique, qui auraient une grande part dans la genèse des accidents intestinaux. Les théories de M. Glénard, un peu obscures parfois, sont exposées avec de longs détails dans les diverses publications de cet auteur.

Déterminations buccales, œsophagiennes. — D'après Malibran, de Langenhagen, la gingivite et la stomatite aphteuse seraient fréquentes chez les malades; de Langenhagen a observé très fréquemment du ptyalisme, soit intermittent, soit continu. Pour notre part, nous n'avons pas eu l'occasion d'en vérifier l'existence.

De Langenhagen signale encore l'œsophagisme. La fétidité de l'haleine est très fréquente, les gaz intestinaux s'éliminant par la muqueuse pulmonaire.

Déterminations intestinales. — L'hémorragie intestinale est fréquente au cours de l'entéro-colite; elle a été signalée par différents auteurs et notamment par Malibran, Potain. Cependant le lien qui rattache l'hémorragie intestinale à l'entéro-colite muco-membraneuse est souvent méconnu par les praticiens, ainsi que nous l'avons pu constater fréquemment. Il convient tout d'abord d'éliminer les cas où le sang provient d'hémorroïdes, ce qu'il est facile de vérifier. Les hémorroïdes sont en effet assez fréquentes chez les malades, comme chez tous les constipés en général; de même les fissures à l'anus.

Indépendamment de ces cas, on peut constater des hémorragies à tous les degrés, depuis la perte de quelques gouttes de sang, striant de rouge les matières ou les mucosités, et méritant à peine le nom d'hémorragie, jusqu'aux écoulements de sang d'une abondance considérable, pouvant aller jusqu'à un litre. Quatre de nos malades ont présenté de ces grandes hémorragies. Elles ont pour caractère de se produire inopinément, sans qu'une aggravation survenue dans l'état intestinal puisse en expliquer l'apparition, sans qu'on puisse incriminer comme cause occasionnelle un écart de régime. Chez l'un de nos malades les hémorragies survenaient surtout au moment où l'état fonctionnel de l'intestin était en apparence le plus satisfaisant; parfois nous les avons vues se produire à la suite de l'administration d'un purgatif, d'un laxatif anodin, comme une cuillerée à café d'huile de ricin. Le malade est pris subitement d'un malaise, de frissons, ressent quelques coliques, est pris d'un besoin d'aller à la selle et expulse du sang soit pur, soit mélangé à des matières. En général, ces matières exhalent une odeur fétide. Nous avons relevé la température chez les malades atteints d'hémorragie, et nous avons constaté que tantôt il y avait une légère élévation thermique, que tantôt au contraire la température était abaissée, surtout quand l'hémorragie était très abondante. Il est rare que l'hémorragie soit unique; elle se répète habituellement pendant plusieurs jours. Les médecins sont parfois effrayés par ces hémorragies profuses et tenaces, que dans un cas nous avons vu attribuer indûment à un ulcère du duodénum, dans un autre à un cancer de l'intestin. Il importe de savoir qu'elles ne présentent aucune gravité et qu'elles cèdent toujours à l'influence du repos, de la diète lactée, etc. Leur pathogénie est assez obscure; M. Potain les attribue à une congestion vaso-motrice intense de la muqueuse intestinale (on sait que les arthritiques sont sujets aux poussées congestives). On peut invoquer avec non moins de vraisemblance, dans certains cas, l'existence d'ulcérations qui se produisent sous l'influence de la rétention stercorale et de la pullulation microbienne au niveau des parties de l'intestin frappées d'atonie; l'élévation passagère de la température que nous avons fréquemment relevée est l'indice révélateur d'un processus infectieux.

Les simples stries sanglantes qui recouvrent souvent les scybales proviennent vraisemblablement des éraillures de la muqueuse rectale produites par les scybales.

Les rapports de la lithiase intestinale avec l'entéro-colite muco-membraneuse ont été particulièrement étudiés d'abord par Marquez, Biaggi, qui dès 1874 et 1876 les ont signalés, et récemment par MM. Mongour, Oddo, Mathieu, Jones, Dieulafoy, Fontet, Chevalier, etc. La lithiase est toujours secondaire à l'entéro-colite, dont elle est manifestement une conséquence. Si le sable est très fin et rendu en quantité relativement petite, son passage peut ne donner lieu à aucun malaise et on ne décèle sa présence qu'en examinant systématiquement les selles. Dans d'autres circonstances la migration du sable ou des graviers détermine des crises douloureuses qui n'ont rien de caractéristique, si ce n'est que parfois les malades ont ou la sensation du passage d'une grande quantité de terre à travers l'anus (Oddo) ou la sensation de graviers à l'anus (Trouchand); l'intensité particulière de la crise douloureuse serait un indice de la lithiase; toutefois nous avons vu des malades en proie à de très violentes douleurs, mais dont les selles ne contenaient pas de sable. La colique lithiasique s'accompagne de vomissements bilieux ou muqueux, parfois sanguinolents; de sensations vertigineuses, de tendance à la lipothymie. L'évacuation du sable, des calculs mélangés ou non à des scybales, à des glaires, marque la fin de la crise. L'examen du ventre montre que l'abdomen est ballonné, sensible à la pression; le cæcum, le côlon transverse donnent une sensation d'empâtement (spasme?).

Les graviers, les calculs rendus sont de couleur brun clair; ils sont constitués par une matière organique et par des sels de chaux en proportion variable (phosphates et carbonates): on y rencontre aussi parfois des cristaux de phosphate ammoniaco-magnésien. Dans un cas cité par Mongour, un calcul de la grosseur d'une amande présentait à son centre un noyau formé de mucine et de débris épithéliaux, autour duquel étaient rangées concentriquement les couches calcaires; mais cette disposition, qui est la règle pour les calculs biliaires, ne se rencontre pas ordinairement dans les calculs intestinaux.

La lithiase intestinale s'observe aussi bien chez l'enfant que chez l'adulte. En ce qui concerne sa pathogénie les avis sont partagés : les uns (MM. Mongour, Dieulafoy) la rattachent à l'arthritisme au même titre que les lithiases rénale, biliaire, avec qui elle peut alterner chez le même individu; les autres (MM. Mathieu, Chevalier) pensent que la lithiase intestinale est d'origine inflammatoire et que la colite en est le facteur obligé. N'est-il pas prouvé d'ailleurs que les calculs biliaires sont le résultat de la dégénérescence épithéliale déterminée par une angio-cholite (Gilbert et Fournier, etc.)?

« Dans l'entérite muco-membraneuse, toutes les causes favorables à la formation des concrétions se trouvent réunies : sécrétion exagérée du mucus qui forme les noyaux autour desquels viennent s'agréger les couches calcaires; stase de ces produits muqueux par le fait de la constipation; enfin apport des sels calcaires par la desquamation épithéliale intense de la muqueuse » (de Langenhagen).

La question des rapports de l'entéro-colite muco-membraneuse avec l'appendicite, abordée par M. Mathieu à la Société médicale des hôpitaux, a été soulevée récemment et discutée à l'Académie de médecine, par MM. Dieulafoy, Potain, Reclus, Robin, Lucas-Championnière. De nombreux médecins ont nié une relation de cause à effet entre les deux affections; M. Potain n'a jamais observé leur coïncidence. M. Bottentuit, qui exerce à Plombières, n'a pas vu une seule fois l'appendicite survenir à titre de complication sur un total de 400 cas. M. Dieulafoy est des plus catégoriques. — « L'appendicite, dit-il, j'entends non pas la pseudo-appendicite (ou crises douloureuses à localisation iléo-cæcale, si fréquentes dans la colite), mais l'appendicite vraie, vérifiée par l'opération — ne survient que très rarement et à titre tout à fait exceptionnel dans le cours des entéro-colites; il ne nous est donc pas permis, jusqu'à plus ample informé, de considérer l'appendicite comme la suite ou l'aboutissant des entéro-colites .» (M. Dieulafoy a réuni 53 observations d'entéro-colite chez des malades qui n'ont jamais été atteints d'appendicite.)

La thèse contraire est soutenue par des partisans non moins convaincus. M. Albert Robin croit que l'appendicite d'une part et la colite muco-membraneuse d'autre part sont, dans un grand nombre de cas, les manifestations ultimes du retentissement intestinal d'une certaine variété de dyspepsie et qu'en traitant convenablement cette dyspepsie et ses premières déterminations intestinales on évitera le plus souvent l'entéro-colite muco-membraneuse et l'appendicite. M. Hutinel a vu un certain nombre de fois l'appendicite compliquer l'entéro-colite chez les enfants; M. Mathieu admet l'existence de relations très étroites entre ces maladies, etc.

M. Vorbe (thèse de Lyon, 1898) a réuni 32 observations appuyant cette assertion que la colite peut faire naître l'appendicite, notamment chez les enfants. Il est à remarquer que l'ablation de l'appendice ne fait pas toujours disparaître les troubles intestinaux.

En ce qui nous concerne, nous ne pouvons que nous ranger parmi ceux qui considèrent l'entéro-colite comme prédisposant à l'appendicite. Sur 5 cas d'appendicite observés par nous depuis huit mois, deux fois l'attaque d'appendicite avait été précédée de colite muco-membraneuse; dans l'un de ces cas il s'agissait d'un enfant de trois ans qui guérit sans opération (vu avec M. Brun); dans l'autre, d'un homme de quarante-cinq ans, dyspeptique depuis de longues années, constipé habituellement et expulsant à intervalles variables des muco-membranes. Il est certain aujourd'hui que l'appendicite est presque toujours précédée d'une phase de troubles digestifs dont l'effet est sans doute d'exalter la virulence des microbes intestinaux; or, dans l'entéro-colite muco-membraneuse la stagnation stercorale favorise l'inflammation, l'érosion de la muqueuse et exalte la virulence du colibacille.

Signalons comme coïncidences morbides rares l'existence du tænia chez un malade atteint d'entéro-colite muco-membraneuse (Blondel). On conçoit la difficulté du diagnostic en pareil cas.

Troubles cardiaques. — Avec les troubles cardiaques commence l'énumération de nombreux troubles fonctionnels dont on a signalé l'existence au cours de l'entéro-colite muco-membraneuse.

Il convient de mentionner une fois pour toutes que ces troubles, ainsi que tous ceux qui seront indiqués plus loin, surviennent exclusivement chez des malades à tempérament nerveux, le plus souvent névropathes héréditaires. Les réflexes partis de l'intestin retentissent par l'intermédiaire du bulbe, puis du pneumogastrique et du sympathique, sur le cœur, les poumons, etc., et, comme ils se produisent d'ordinaire chez des sujets nerveux, leur action se trouve notablement exagérée.

Fréquemment surviennent après le repas des accès de palpitations, parfois des accès de douleur précordiale, simulant l'angine de poitrine (Teissier): le pouls devient subitement petit, misérable, le corps se couvre de sueurs et le malade a la sensation de la mort imminente; au bout de quelques secondes ces accidents se dissipent.

On observe plus souvent, au moment des crises douloureuses, l'accélération du pouls, qui s'élève parfois à 120, 130 pulsations; l'arythmie, des intermittences.

Le Professeur Potain a noté l'insuffisance tricuspidienne passagère, par dilatation fonctionnelle du cœur droit. Les troubles circulatoires vaso-moteurs périphériques se traduisent par des bouffées de chaleur qui surviennent après les repas, quelquefois par des épistaxis.

Il est essentiel de ne pas méconnaître la cause de ces divers troubles qui peuvent disparaître sous l'influence d'un traitement approprié, tandis qu'une erreur peut conduire à un diagnostic d'affection cardiaque et à une thérapeutique pour le moins inutile.

Troubles respiratoires. — On peut observer des crises respiratoires analogues à l'asthme, alternant avec des crises de coryza. Il est probable que dyspnée spasmodique et coryza trouvent une explication commune dans l'arthritisme des sujets atteints.

Troubles nerveux. — Les troubles nerveux sont extrêmement variés et entrent pour une part importante dans le tableau symptomatique, mais ils ne sont très accentués que dans les formes graves de l'affection chez les sujets à hérédité nerveuse chargée. Les facultés intellectuelles peuvent être diversement atteintes; chez beaucoup de malades existent des modifications profondes du caractère; les uns ont une irritabilité excessive, d'autres sont déprimés, mélancoliques. L'aphasie et l'amnésie passagères ont été signalées. Le sommeil est fréquemment troublé par des cauchemars, et les malades qui ont de la peine à s'endormir se réveillent vers une ou deux heures du matin, sans pouvoir reprendre leur sommeil interrompu; il en résulte que le matin ils sont brisés et ont de l'inaptitude au travail. Après les repas, au contraire, ils sont pris d'une torpeur invincible.

Comme phénomènes d'ordre moteur on a signalé des accidents convulsifs chez l'enfant (chorée, épilepsie, d'après Cautru), des crises d'hystérie chez l'adulte, ainsi que le tremblement neurasthénique. L'asthénie est parfois telle que les malades sont incapables de tout effort, même minime.

Dans la sphère de sensibilité citons la céphalalgie gravative, en forme de casque, de bandeau sur le front, de point occipital, l'hyperesthésie des régions malléolaires (Siredey, Wannebroucq), des arthralgies, des douleurs lombaires, des douleurs sur le trajet des nerfs périphériques (sciatique, crural), des points vertébraux.

L'amblyopie, l'amaurose même (de Langenhagen), les tintements d'oreilles sont au nom de troubles sensoriels constatés.

Nous avons déjà signalé les troubles vaso-moteurs.

En somme les malades deviennent des nerveux, et des nerveux à type neurasthénique; ceux qui étaient nerveux antérieurement voient leur état s'accentuer bien davantage, après que la colite s'est installée. Celle-ci réagit en effet sur les phénomènes névropathiques et les exalte; comme le dit avec raison de Langenhagen, elle fait le plus souvent d'un état nerveux vague une neurasthénie franche et confirmée.

Incapables du moindre effort, dans un état perpétuel de dépression, mais songeant sans cesse à leur maladie, les patients deviennent presque tous hypocondriaques.

Manifestations cutanées. — Du côté de la peau on a observé des poussées d'herpès, parfois de l'urticaire et surtout des érythèmes qui sont surtout fréquents dans l'enfance et sur lesquels nous reviendrons plus loin.

Troubles génito-urinaires. — Coïncidant avec l'entéro-colite on relève souvent des lésions de l'utérus et de ses annexes : métrite, dysménorrhée membraneuse, prolapsus, rétroversion, tumeurs fibreuses, salpingites, ovarites. Cette coïncidence, remarquée depuis longtemps par Nonat, puis par Bernutz, Goupil, Siredey, a été de nos jours signalée de nouveau par Monod, Pichevin, Ozenne, etc. Litten dit avoir trouvé la colite chez 80 pour 100 des femmes malades qu'il a observées.

Avec les poussées de colite on voit coïncider des phénomènes de dysménorrhée, des ménorrhagies, ce qui prouve bien qu'il ne s'agit pas d'une simple coïncidence, mais qu'il y a une relation de cause à effet entre l'affection intestinale et l'affection utérine.

Findley a constaté dans deux cas la coexistence de la dysménorrhée pseudo-membraneuse avec la colite; mais il n'y a aucune ressemblance entre les muco-membranes de la colite et la caduque épaissie qui constitue la membrane des dysménorrhéiques.

Il est à remarquer que l'affection génitale masque parfois les désordres intestinaux.

La dysurie, les douleurs vésicales sont assez fréquentes; les connexions de la vessie avec le rectum expliquent aisément le retentissement de la colite sur la vessie.

État général. — C'est dans les formes graves surtout que l'état général se trouve altéré. L'amaigrissement est parfois considérable et s'explique aisément par l'insuffisance d'alimentation à laquelle se condamnent beaucoup de malades et aussi par la digestion intestinale défectueuse.

Le facies, comme le dit avec raison Langenhagen, prend une expression spéciale, intermédiaire entre le type péritonéal et le type utérin. L'aspect jaunâtre des malades, leur maigreur, leur état de faiblesse font songer au cancer, car l'on a peine à croire qu'une maladie, sans lésions graves ou sans tendances généralisatrices, puisse donner lieu à une cachexie aussi prononcée.

Les malades ont souvent une frilosité excessive, ils ont les extrémités froides et ont de la peine à se réchauffer. Leur température est souvent inférieure à la normale.

FORMES CLINIQUES. MARCHE, DURÉE. TERMINAISONS

Nous distinguerons les formes infantiles de celles que l'on observe chez l'adulte.

FORMES INFANTILES

Une certaine confusion règne encore au sujet des relations qui unissent les colites aiguës de l'enfance et l'entéro-colite muco-membraneuse à marche chronique qui succède assez fréquemment à ces colites.

Pour les uns, les diverses formes de colites aiguës de l'adulte que l'on désigne sous les noms de colite aiguë muqueuse, de colite dysentériforme suivant les symptômes, et, en Allemagne, d'entérite catarrhale (Henoch), d'entérite folliculaire (Baginsky, Henoch) suivant les lésions, pour les uns, disons-nous, et M. Comby s'est fait le défenseur de cette opinion, ces diverses colites constituent une forme de l'entéro-colite muco-membraneuse spéciale à l'enfance.

D'autres, au contraire, pensent avec M. Marfan que ces colites sont complètement différentes de la colite muco-membraneuse: elles s'en distinguent par les symptômes, puisque la diarrhée y est le symptôme dominant et que si les selles contiennent des glaires, des mucosités, parfois du sang, elles ne contiennent pas de mucus concrété sous forme de tubes, de lambeaux rubanés, etc. Elles s'en distinguent encore par les symptômes généraux d'ordre toxi-infectieux qui ne font jamais défaut: fièvre, prostration, phénomènes pseudo-méningitiques ou convulsifs, érythèmes, etc.; par la gravité, puisque

certaines de ces entérites sont mortelles, enfin par les lésions qui dans ces
formes graves sont considérables (desquamation de l'épithélium et ulcérations étendues, notamment des follicules solitaires, altérations du foie, etc.).

Certains médecins d'enfants restent sur la réserve. M. Guinon, dans un
rapport sur les colites chez l'enfant (*Congrès de pédiatrie de Marseille*,
octobre 1898), ne se prononce pas sur la question des rapports de l'entéro-
colite muco-membraneuse avec les colites aiguës de l'enfance; il se borne
à décrire sous ce nom les colites chroniques de l'enfant.

S'il est certain que les colites aiguës de l'enfance, qui sont, à n'en pas
douter, des maladies infectieuses, avec parfois de graves lésions de l'intestin, diffèrent totalement de l'entéro-colite muco-membraneuse chronique
de l'adulte, dont la nature infectieuse n'est pas admissible, où les lésions
sont insignifiantes, où les accidents infectieux peuvent survenir, mais à
titre d'épiphénomènes secondaires, on est cependant obligé de constater
qu'il existe des rapports étroits entre ces colites et la colite muco-membraneuse telle qu'on l'observe aussi bien chez l'adulte que chez l'enfant. En
effet, à ces colites aiguës peut succéder, chez l'enfant, la colite chronique
avec constipation, selles muco-membraneuses, etc.; de plus, chez l'enfant,
alors même que le début est chronique d'emblée, la marche apyrétique, tor-
pide de la maladie est interrompue par des poussées aiguës, fébriles, avec
diarrhée, selles sanglantes, ténesme, érythèmes et accidents divers toxi-
infectieux, identiques à ceux des colites aiguës. Ces poussées aiguës qui
se répètent fréquemment et peuvent avoir une durée prolongée constituent
le trait distinctif de l'entéro-colite muco-membraneuse chez l'enfant; en effet,
si chez l'adulte on peut voir survenir ces poussées aiguës, elles sont plus
rares et en général moins graves; la note infectieuse est moins accentuée.

Un autre caractère commun qui à notre avis permet de faire un rapprochement entre les diverses colites de l'enfance et l'entéro-colite muco-membraneuse de l'adulte est le terrain sur lequel évoluent ces différentes
colites. Les enfants atteints de colite aiguë sont, aussi bien que les adultes
atteints de la forme chronique, des descendants de nerveux et d'arthritiques.
Sans doute, on trouve souvent à l'origine de la colite chez l'enfant des
troubles digestifs, des erreurs d'alimentation qui peuvent suffire à justifier
le développement de la maladie, en dehors de toute prédisposition héréditaire; il n'en est pas moins vrai que ces colites frappent pour ainsi dire
exclusivement des enfants irritables, nerveux dès les premiers mois, ayant
de la tendance à l'urticaire, à l'eczéma, etc. D'ailleurs on ne retrouve pas
toujours nettement, à l'origine, des erreurs d'alimentation; nous avons
constaté des cas de colite chez des enfants dont le régime alimentaire était
parfaitement bien réglé et soumis à une surveillance de tous les instants,
mais dont l'hérédité était des plus chargées.

Enfin, il n'est pas rare d'observer l'entéro-colite chez plusieurs enfants
de la même famille.

Dans une famille de cinq enfants, trois d'entre eux ont été traités par
nous pour de l'entéro-colite muco-membraneuse; la mère avait souffert
également de cette maladie.

Tels sont les arguments qui, à notre avis, permettent d'établir jusqu'à un certain point un rapprochement entre les colites aiguës de l'enfance et la forme chronique de cette affection chez l'enfant. Nous croyons en résumé qu'il y a un terrain commun et que d'autre part les colites aiguës, par les perturbations apportées dans le fonctionnement de l'intestin, favorisent le développement de l'entéro-colite muco-membraneuse; mais, avec Marfan, nous pensons qu'il serait contraire aux données fournies par l'anatomie pathologique d'identifier complètement ces différentes affections.

Elle débute, tantôt à la suite d'une entérite aiguë à forme muqueuse ou dysentérique, et dans ce cas la constipation fait place à la diarrhée de la phase aiguë; tantôt d'une façon insidieuse avec des alternatives de constipation prolongée et de diarrhée, ou plutôt de fausses diarrhées, car on retrouve des boules fécales dans le flux diarrhéique. Cette forme chronique atteint surtout les enfants âgés d'au moins trois ou quatre ans; elle peut être cependant plus précoce et s'installer chez des nourrissons. Il n'est pas exceptionnel de voir des enfants qui dès les premiers jours de la naissance sont atteints de constipation opiniâtre et qui plus tard rejetteront des muco-membranes dans leurs selles; l'influence de l'hérédité est manifestement prépondérante dans ces cas.

Il est inutile de reproduire ici l'énumération des symptômes et des signes locaux; ce sont les mêmes douleurs. le même aspect des selles, le même état du ventre (flasque, atone) que chez l'adulte.

L'appétit est capricieux; la langue presque constamment blanchâtre et l'haleine fétide. Le faciès est caractéristique, les enfants sont très pâles ou bien ont une coloration jaunâtre qui dénote l'intensité de l'auto-intoxication et le fonctionnement défectueux du foie; les yeux sont cerclés de bistre et cet aspect spécial ne peut tromper le médecin expérimenté. Les enfants sont très sensibles au froid, ont un sommeil fréquemment troublé par des cauchemars, par de fréquents réveils, ils sont couverts de sueur pendant la nuit. Leur caractère est modifié : ils sont tristes, abattus, ou bien au contraire grognons, excités, d'une nervosité excessive, ces deux états opposés pouvant d'ailleurs alterner. Dans les formes graves, l'amaigrissement est considérable, les chairs sont flasques. Ainsi qu'il a été dit, les poussées aiguës fébriles sont très fréquentes chez l'enfant.

Après une période de constipation plus ou moins prolongée survient une débâcle diarrhéique avec selles très abondantes, en bouillie, d'une fétidité extrême, ou bien des selles demi-liquides avec rejet de scybales et de glaires, ou encore des selles nettement dysentériformes, avec émission fréquente de quelques gouttes de liquide muqueux et sanguinolent. A ce moment les troubles digestifs sont portés au maximum, l'enfant repousse toute nourriture, il a de fréquents renvois, parfois des vomissements et se plaint d'éprouver de violentes coliques. Les selles sont de fréquence variable: les besoins d'aller à la selle ne sont pas toujours suivis d'évacuation. En même temps que le ténesme intestinal existe parfois du ténesme vésical. D'autre part les urines sont rares, de coloration foncée. On a signalé la rétention d'urine passagère et la cystite (Trump, Escherisch). Pendant ces crises l'amaigrissement et la perte des forces s'accentuent rapidement.

La fièvre et les érythèmes complètent la scène morbide. La fièvre continue au début, devient rémittente, quand elle se prolonge. Elle peut atteindre ou même dépasser 40°; mais il est rare que la température se maintienne à ce niveau; en général elle oscille entre 38°,5 et 39°,5. Son cycle est des plus irréguliers. D'après ce que nous avons observé, chaque jour surviennent quelques accès pendant lesquels l'enfant est dans la prostration; dans l'intervalle des accès la température peut tomber au-dessous de la normale. La fièvre tombe momentanément à la suite d'évacuations abondantes spontanées ou provoquées, ou bien encore de la diète hydrique. En cas de doute pour le médecin non prévenu de la marche antérieure de la maladie; la disparition de la fièvre sous ces diverses influences sera un renseignement précieux pour le diagnostic.

Les érythèmes constituent un signe des plus fréquents; on a signalé des érythèmes urticariens, morbilliformes (Galliard), purpuriques; chez un enfant de quatre ans nous avons observé un exanthème constitué par des taches arrondies, de la dimension d'une pièce de vingt centimes environ et d'une coloration particulière, rappelant celle d'une pêche mûre.

On a signalé comme complications exceptionnelles la broncho-pneumonie, les accidents pseudo-méningitiques ou même la méningite.

La durée des paroxysmes fébriles est des plus variables; elle est en moyenne de quelques jours, d'une semaine ou deux, mais peut durer beaucoup plus longtemps. Chez un enfant de trois ans que M. Marfan a vu avec nous, la durée de la période fébrile a été de plus de quarante jours, en dépit du traitement le plus énergique; c'est au moyen d'injections quotidiennes de sérum artificiel que nous avons pu désintoxiquer le jeune malade.

L'intervalle qui sépare les crises est également très variable; celles-ci sont rapprochées ou espacées, sans que l'on puisse toujours trouver une cause à leur retour. Sans doute il faut souvent incriminer l'alimentation; mais les paroxysmes peuvent éclater à l'improviste alors que l'enfant semble jouir de la meilleure santé et malgré la sévérité de son régime alimentaire. La constipation est en général le symptôme précurseur.

A mesure que les enfants avancent en âge les crises s'éloignent et la maladie reste chronique, apyrétique; elle se rapproche dans son évolution de la forme des adultes. Elle peut guérir avec le traitement que nous indiquerons. Quand elle est mal soignée, sa durée est indéfinie. Arrivés à l'âge adulte les malades deviennent dyspeptiques et neurasthéniques; ils présentent de l'entéroptose et de la néphroptose. Les formes qui datent de l'enfance et que l'on observe chez l'adulte sont des plus rebelles au traitement.

FORMES CHEZ L'ADULTE

Le début par une entérite aiguë est exceptionnel de l'adulte; habituellement la maladie est chronique d'emblée.

On peut distinguer des formes bénignes et des formes graves; la maladie primitivement bénigne peut d'ailleurs revêtir une forme grave, lorsqu'elle a été négligée.

C'est dans la forme bénigne surtout que les accidents revêtent le type intermittent. Un malade, une femme le plus souvent, arthritique et nerveuse, fréquemment atteinte d'une affection utérine et en proie à une constipation plus ou moins opiniâtre, rend pendant quelques jours des mucosités ou des muco-membranes avec des matières ovillées, dures, noirâtres. Sous l'influence du traitement, la constipation disparaît et tout rentre dans l'ordre; mais il peut se faire aussi que l'attention du médecin soit détournée sur l'affection utérine concomitante, ou sur les troubles gastriques, nerveux pour lesquels il est consulté. Souvent, en effet, les malades négligent de l'informer de la présence des muco-membranes dans les selles; parfois même ils n'ont pas constaté cette présence; il nous est arrivé d'affirmer à des malades qu'ils devaient rendre des muco-membranes dans leurs selles et d'en recevoir la confirmation quelques jours plus tard. Au moment de ces crises atténuées existe parfois un léger mouvement fébrile qui peut être méconnu si l'on néglige de mettre le thermomètre; le pouls est alors accéléré, les malades ont une anorexie absolue, la langue est blanche, le sommeil est troublé, tout travail est impossible.

Ces crises se succèdent à des intervalles éloignés ou bien périodiquement, chez certaines femmes, sous l'influence de la congestion menstruelle. En tous cas les troubles réflexes sont peu marqués, et la maladie, caractérisée par ces poussées intermittentes, reste en somme stationnaire pendant quelques années. Si elle est négligée, les troubles morbides deviennent permanents et l'on voit alors se dérouler sous les yeux le tableau de la forme grave.

Celle-ci se montre chez des malades atteints depuis l'enfance ou bien à antécédents héréditaires très chargés, chez des neurasthéniques, des surmenés. La maladie est alors continue; c'est-à-dire que la constipation devient de plus en plus grande, que les malades rejettent presque constamment des muco-membranes. D'autre part les crises aiguës qui interrompent le cours chronique de la maladie et qui l'aggravent souvent, sont plus intenses et plus rapprochées.

On doit distinguer des crises aiguës entéralgiques, apyrétiques, des crises dysentériformes fébriles, enfin des crises à forme typhoïde.

Crises entéralgiques, apyrétiques. — Ces crises sont caractérisées par une constipation absolue et par des douleurs intenses. Le cours des matières est complètement arrêté et les malades éprouvent des souffrances intolérables, particulièrement dans la région péri-ombilicale et les fosses iliaques; ils les comparent à du feu qui les ronge, etc. Beaucoup ont du ténesme, des brûlures à l'anus, et ont des selles fréquentes, mais peu abondantes, dans lesquelles le produit de l'hypersécrétion intestinale est expulsé sur-le-champ à l'état liquide, sans avoir eu le temps de se concréter en membranes. Dans certains cas la rétention des muco-membranes donne lieu à des symptômes redoutables pouvant faire croire à un étranglement interne ou une péritonite par perforation. Le ventre est ballonné et les anses intestinales se dessinent sous la paroi tendue, dont la palpation est impossible; la face est grippée, le pouls petit et accéléré, la constipation est absolue, les gaz même ne sont pas émis par l'anus; enfin des vomissements porracés complètent le tableau; certains malades sont plongés dans le collapsus, avec pouls insaisissable, refroidissement des extrémités, etc. M. Guyot a communiqué une observation de ce genre à la Société médicale des hôpitaux (1868). Si la douleur est plus particulièrement localisée à la fosse iliaque droite, on peut croire à un début d'appendicite suraiguë.

Tout rentre dans l'ordre cependant à la suite d'une débâcle spontanée ou provoquée. Les malades évacuent alors une quantité considérable de muco-membranes mélangées à des scybales et nageant au milieu d'un flux diarrhéique d'odeur infecte.

Après la débâcle survient une détente marquée; la langue se nettoie, l'appétit reparaît; mais souvent aussi chaque crise donne une poussée nouvelle à la maladie et aggrave l'état général névropathique.

Crises dysentériformes, fébriles. — Ces crises sont plus rares que les précédentes; elles sont caractérisées par des épreintes, du ténesme anal, le rejet fréquent de véritables membranes dysentériques semblables à de la lavure de chair et de glaires sanglantes; parfois se produisent de grandes hémorragies intestinales. L'S iliaque est particulièrement douloureuse à la pression.

Crises à forme typhoïde. — Plus rares encore sont les crises à forme typhoïde, dont nous avons observé un cas fort intéressant. Ici le tableau n'est pas celui d'une colite, mais bien d'une maladie infectieuse et générale; les symptômes abdominaux sont en partie masqués par les symptômes généraux qui sont ceux d'une pyrexie. Les malades sont pris de frissons qui se répètent, parfois même d'épistaxis et la fièvre s'allume, fièvre qui peut atteindre 39 et même 40°, mais dont la marche n'a pas cependant les allures régulières qu'elle revêt dans la fièvre typhoïde; les rémissions du matin sont notamment plus prononcées que dans la fièvre typhoïde et l'on n'observe pas la période d'augmentation avec courbe en escalier, ni la période de plateau. La langue est saburrale, l'anorexie absolue, la céphalalgie intense, la courbature généralisée; il existe de l'insomnie. Quant à l'abdomen il est météorisé, souvent douloureux dans la fosse iliaque droite; d'ailleurs pas de taches rosées. Il n'existe pas non plus de prostration, pas de stupeur. Ce qui peut faire croire à la fièvre typhoïde, malgré la discordance de certains symptômes, malgré la marche irrégulière de la température, c'est qu'il existe de la diarrhée. Cependant le diagnostic est subordonné à l'examen des selles; c'est en constatant des scybales dans les selles du malade auquel nous faisions allusion précédemment, et qui était traité pour une fièvre typhoïde par son médecin habituel, que nous fîmes le diagnostic. Ce malade, disons-le incidemment, succomba un an plus tard, à la suite d'une paralysie de l'intestin, dernier terme de l'évolution de l'entéro-colite muco-membraneuse dont il était atteint depuis plus de vingt ans. Disons encore que l'un de ses fils, âgé de douze ans, nous a été conduit récemment; il venait d'être atteint de sa première crise d'entérite muco-membraneuse.

Les crises à forme typhoïde se terminent, comme les précédentes, par des débâcles successives.

Avec la forme grave de l'entéro-colite coïncident presque toujours la néphroptose et l'entéroptose.

C'est dans ces formes que l'état général est profondément atteint; les malades tombent dans l'état de cachexie que nous avons précédemment signalé et qui simule le cancer par la teinte jaunâtre des téguments, l'amaigrissement, les alternatives de diarrhée et de constipation. Les malades, obsédés par l'idée incessante de provoquer des garde-robes, usent et abusent de tous les laxatifs et purgatifs de la pharmacopée: la neurasthénie atteint chez eux son degré le plus extrême.

La guérison est possible dans les formes bénignes et récentes; mais il importe de savoir que les récidives sont fréquentes.

Quant à la forme grave, si l'on peut soulager les malades, on ne peut se flatter de les guérir. Cependant la maladie ne paraît pas abréger le terme moyen de l'existence; les malades vivent avec leur souffrance. Herringham (Soc. clinique de Londres, 13 déc. 1895) a cité 3 cas de mort; d'autres encore ont été signalés, dont quelques-uns discutables, comme ceux relatés par Merland de Chaillé (mort par méningite, épuisement nerveux, hématémèse). En réalité la mort peut survenir par cachexie; par une complication d'ordre infectieux (broncho-pneumonie ou pneumonie; appendicite, etc.), par paralysie de l'intestin (cas signalé plus haut).

Chez notre malade la constipation devint absolue et résista aux lavements électriques; il mourut de septicémie stercorale.

Les cas de mort sont en somme exceptionnels et ne s'observent que chez des malades atteints depuis de très longues années.

Quant aux colites à évolution aiguë qui peuvent entraîner la mort par ulcérations, hémorragies intestinales, etc., et auxquelles se rapportent sans doute les cas où Wannebroucq a constaté à l'autopsie des lésions interstitielles étendues à toute l'épaisseur de la paroi intestinale, elles ne paraissent pas se rattacher à la colite muco-membraneuse, mais doivent être considérées plutôt comme l'analogue chez l'adulte de la colite grave décrite chez l'enfant sous le nom d'entérite folliculaire. Cependant Wannebroucq dit avoir vu succomber à des hémorragies intestinales, précédées d'évacuations muco-purulentes, un jeune homme de vingt-quatre ans, jouissant antérieurement d'une bonne santé, et qui, en l'espace de huit mois, avait subi plusieurs atteintes d'entérite muco-membraneuse, avec des intervalles de rétablissement presque complet.

ANATOMIE PATHOLOGIQUE

Personnellement, nous n'avons pu recueillir aucun document anatomopathologique. Les autopsies les plus récentes, celles d'Edwards (1888), de Rothmann (1894), de Chazot (1897) n'ont pas confirmé l'existence des lésions profondes de la muqueuse décrites par Wannebroucq (Assoc. française pour l'avancement des Sciences, 1894), non seulement dans les cas aigus, mais encore dans les cas à marche chronique. Wannebroucq, dans ces derniers cas, admettait tantôt l'existence de l'atrophie des tuniques intestinales, tantôt au contraire la sclérose avec induration lardacée du tissu cellulaire. On ne signale, dans les autopsies récentes, que des lésions très minimes de la muqueuse : desquamation partielle de l'épithélium, quelques altérations des glandes qui sont pénétrées par des bouchons de mucus (Rothmann).

Ces lésions catarrhales siègent presque exclusivement dans le gros intestin.

La composition des muco-membranes éloigne d'ailleurs toute idée d'un processus inflammatoire; on sait qu'elles sont constituées essentiellement par du mucus concret, accessoirement par des cellules épithéliales, des blocs réfringents, des leucocytes et divers micro-organismes. Elles ne contiennent pas de fibrine.

Les cellules épithéliales incluses dans les muco-membranes sont déformées, ratatinées; elles prennent un aspect homogène et leur noyau devient indistinct. Nothnagel attribuait ces altérations à la déshydratation de l'épithélium inclus dans les scybales et Kitagawa à la dégénérescence hyaline ou à une nécrose de coagulation. Ces deux opinions sont erronées, d'après Schmidt, suivant lequel l'aspect particulier des cellules épithéliales est dû à l'imbibition du protoplasma cellulaire par des acides gras et des savons. Vient-on à traiter les cellules par l'acide acétique ou chlorhydrique, puis à les chauffer avec précaution, on voit apparaître des gouttelettes graisseuses: puis, quand toute la graisse est éliminée, le protoplasma cellulaire devient clair et le noyau, jusque-là indistinct, devient très net.

Parmi les microbes qui pullulent dans les muco-membranes, le colibacille prédomine. Finkelstein attribue un rôle pathogène à une bactérie qu'il s'est efforcé de différencier du colibacille et plus récemment M. Thiercelin a essayé de différencier un microbe spécifique.

ÉTIOLOGIE; PATHOGÉNIE

L'entéro-colite est une affection très *fréquente* et beaucoup plus fréquente qu'on ne le croit communément, car elle passe souvent inaperçue dans ses formes bénignes; elle serait particulièrement répandue à notre époque et de Langenhagen cherche l'explication de ce fait dans nos conditions actuelles d'existence, nos habitudes de surmenage, nos vices d'alimentation qui favorisent le développement du neuro-arthritisme.

Il est certain, en tous cas, que l'entéro-colite est plus fréquente dans les *classes aisées* que dans les classes laborieuses; on l'observe rarement à l'hôpital. Elle serait plus rare également chez les campagnards que chez les citadins.

Tous les *âges* y sont sujets; toutefois si les colites aiguës sont fréquentes dans la première enfance, la colite muco-membraneuse à évolution chronique n'apparaît guère avant la seconde enfance, c'est-à-dire, avant quatre ou cinq ans. Elle atteint son maximum de fréquence à l'âge moyen de la vie, c'est-à-dire de vingt à quarante-cinq ans.

L'influence du *sexe* est indéniable; les femmes sont atteintes plus fréquemment que les hommes, dans la proportion de 2 contre 1 au moins;

Litten va même jusqu'à indiquer la proportion de 80 pour 100, ce qui nous paraît notoirement exagéré. Bottentuit, sur 460 cas, en a relevé 250 dans le sexe féminin.

La prédominance de la maladie dans le sexe féminin tient à des causes générales et à des causes locales : fréquence du nervosisme chez la femme, fréquence chez elle de la constipation et des lésions utérines.

Dans l'immense majorité des cas on relève chez les malades des *antécédents héréditaires* de neuro-arthritisme : goutte, gravelle, obésité, migraine, hémorroïdes, asthme et d'autre part, l'hystérie, la neurasthénie, le nervosisme. Les mêmes manifestations peuvent exister chez les collatéraux. Il est même des cas où l'hérédité directe de la maladie peut être relevée, et pour notre part nous admettons la transmission de la prédisposition à l'entéro-colite muco-membraneuse, pour en avoir observé des exemples (au nombre de 3). D'ailleurs Wannebroucq, de Langenhagen, d'autres encore ont fait la même observation. Cette coïncidence s'explique aisément si l'on admet la transmission d'une tendance à l'atonie du tube digestif, qui serait elle-même le point de départ de l'hypersécrétion muqueuse.

On peut noter dans les *antécédents personnels* des malades des manifestations arthritiques analogues à celles des parents; on relève souvent aussi des écarts de régime, du surmenage, toutes causes susceptibles de retentir sur l'intestin de différentes façons, le surmenage notamment en créant un état d'asthénie qui entraîne l'atonie de l'intestin, la constipation. La prédisposition à l'atonie s'accuse parfois dès le plus jeune âge et se traduit par la dilatation de l'estomac, par une constipation opiniâtre, dès la naissance. Le ventre des enfants est mou, flexible, se laisse déprimer sans opposer la moindre résistance. La fièvre typhoïde compte au nombre des maladies qui paraissent agir comme causes prédisposantes; enfin, en remontant jusqu'à l'enfance, on apprend souvent que dans le jeune âge le malade a été atteint d'une entérite aiguë et que les intestins depuis cette époque sont toujours restés susceptibles.

La pathogénie de l'entéro-colite muco-membraneuse a été très discutée et elle l'est encore à l'heure actuelle; si un doute subsiste encore au sujet de la cause réelle de l'entéro-colite, c'est qu'il manque un critérium soit anatomo-pathologique, soit bactériologique. On en est réduit aux données de la clinique, aux hypothèses que suggèrent les associations fréquentes de l'affection intestinale avec d'autres affections; ces associations étant nombreuses, les théories le sont également et souvent exclusives, suivant les tendances d'esprit des observateurs ou le champ « spécial » où s'exercent leurs investigations.

Après avoir soumis à un examen critique les différentes théories émises, nous aurons à conclure et à nous prononcer en faveur de celle qui rallie la pluralité des suffrages.

On a successivement cru trouver la cause de la maladie dans les troubles gastriques, les ptoses des organes abdominaux, dans les différentes compressions de l'intestin, dans les affections gynécologiques, on a enfin incriminé l'infection.

Les *troubles gastriques* sont la règle; nous les avons décrits et nous avons enregistré ce fait qu'il n'existe pas une variété particulière de gastropathie chez les malades; il n'existe pas de caractères chimiques ou cliniques qui permettent de la spécifier. Envisageant maintenant les troubles gastriques au point de vue des rapports qui les unissent avec l'entéro-colite, nous devons examiner la question de savoir s'ils sont primitifs ou secondaires, et, dans l'une ou l'autre hypothèse, par quel mécanisme la souffrance de l'un des segments du tube digestif peut retentir sur l'autre.

Il semble que la solution de ce problème soit aisée et qu'il suffise pour la donner des renseignements fournis par la clinique; en réalité, la question est des plus sujettes à controverse. En effet, chaque médecin, suivant l'orientation de son esprit, a tendance à concentrer son attention exclusive sur l'un des organes au détriment d'un autre ou bien à interpréter dans le sens qui le satisfait le mieux « théoriquement » les résultats fournis par l'examen clinique.

Pour nous en tenir aux résultats de nos propres observations, nous sommes conduit à distinguer des cas où les troubles gastriques précèdent nettement le début des troubles intestinaux, ceux où l'estomac et l'intestin paraissent intéressés simultanément, ceux enfin où l'affection intestinale est en apparence primitive.

Bien des malades commencent par être dyspeptiques avant d'être constipés et de souffrir de l'intestin; il s'agit le plus souvent, mais non toujours d'hyperchlorhydriques Au début de nos recherches nous eûmes l'idée que l'on pourrait peut-être expliquer l'hypersécrétion muqueuse par l'irritation que cause le passage dans l'intestin d'un chyme hyperacide; M. Albert Robin, de son côté, incrimine l'hypersthénie gastrique (qui correspond à l'hyperchlorhydrie dans sa classification), cette hypersthénie entraînerait la paralysie intestinale et la coprostase.

Ultérieurement nous avons abandonné cette opinion en constatant que les types chimiques sont variables et que l'hyperchlorhydrie ne peut pas être toujours incriminée.

Chez beaucoup de malades, chez ceux notamment que le surmenage, les chagrins, etc., ont rendus neurasthéniques et chez qui des causes locales (écarts d'alimentation) se sont associées à ces causes générales, estomac et intestin paraissent atteints simultanément; il en est de même pour les malades qui, par suite d'une prédisposition héréditaire, sont frappés dès le jeune âge d'une atonie de tout l'appareil digestif.

Enfin dans quelques cas l'intestin est primitivement frappé. Pour Germain Sée ces cas étaient de beaucoup les plus fréquents : il croyait les troubles gastriques secondaires et attribuait la dilatation de l'estomac au reflux par cet organe des gaz retenus dans l'intestin. Nous pensons que les cas de colite d'emblée — sans troubles gastriques antécédents — s'observent surtout chez les enfants chez qui l'on peut incriminer, outre l'influence héréditaire, ces malformations du gros intestin (S iliaque) sur lesquelles M. Marfan a rappelé récemment l'attention et qui seraient la cause de la constipation.

En résumé les troubles gastriques sont la règle dans l'entéro-colite muco-membraneuse, mais il est peu probable qu'il y ait une relation de cause à effet entre eux et ceux de l'intestin; bien plus vraisemblable est l'opinion qui les subordonne à la même cause générale, déterminant à la fois l'atonie de l'estomac et de l'intestin.

Toutes les causes de *compression de l'intestin* ont pu être incriminées avec raison; toutes, en effet, peuvent occasionner la constipation.

Citons d'abord la grossesse; il n'est pas très rare de voir les muco-membranes apparaître pour la première fois pendant la grossesse; les tumeurs du bassin (fibromes, kystes de l'ovaire), la rétroversion utérine précèdent également l'entéro-colite. Il convient de faire jouer un rôle important aux brides cicatricielles, aux adhérences qui sont le résultat d'une péritonite ancienne; ces brides unissent l'utérus, les trompes, les ovaires et l'intestin; elles siègent principalement autour des annexes dans la région du ligament de Douglas. Bardet rapporte l'observation d'un malade chez qui survinrent des phénomènes d'obstruction intestinale; on fit la laparotomie et l'on trouva la terminaison de l'intestin grêle accolée contre la colonne vertébrale contre laquelle la maintenait une bride membraneuse, reliquat d'une péritonite ignorée et de cause inconnue.

Nous avons déjà mentionné le rôle pathogène joué par les *entérites* aiguës qui précèdent l'entéro-colite muco-membraneuse. Ces entérites agissent sans doute en altérant les fibres musculaires lisses de l'intestin et la muqueuse.

Nous avons indiqué également la coïncidence assez fréquente de l'appendicite avec l'entéro-colite muco-membraneuse. Comment l'expliquer? Sans doute peut-on incriminer les infections secondaires dont le cæcum, rempli de matières stagnantes, est le point de départ.

L'*entéroptose* et la *néphroptose* ne manquent pour ainsi dire jamais dans les formes graves. Mathieu dit avoir noté 54 fois le rein mobile sur 95 femmes ayant présenté des mucosités dans leurs selles. Si tous les malades atteints d'entéroptose n'ont pas d'entéro-colite, par contre l'entéroptose est constante dans les formes graves, de même que le relâchement de la paroi abdominale. L'entéroptose est-elle primitive ou secondaire? Primitive elle déterminerait la colite mécaniquement en entravant le cours des matières par suite de l'abaissement du côlon transverse et de la formation d'angles aigus à l'union des côlons ascendant et descendant, par suite de la formation, à la partie médiane du côlon transverse abaissé, d'une ampoule où s'accumulent les matières. Elle agirait encore, de même que la néphroptose (particulièrement le rein droit relié au côlon ascendant par le ligament supérieur du cæcum [Tuffier]), en amenant par le tiraillement des filets nerveux dans la station debout « un véritable état de névrose des plexus abdominaux » (Mathieu). Il en résulterait en effet une irritation répétée, permanente, de ces plexus, et en conséquence l'hyperesthésie, des troubles nervo-moteurs et peut-être même sécrétoires, surtout chez les sujets prédisposés. Il est certain que le repos qui fait cesser les tiraillements exercés sur les filets nerveux fait disparaître momentanément la douleur et que celle-ci peut disparaître définitivement sous l'influence des moyens de contention du rein et de la néphropexie. M. Glénard (Académie de médecine, 20 avril 1891) a exposé une théorie qui lui est personnelle et d'après laquelle l'entéroptose serait le fait initial d'où découlent tous les autres : dyspepsie, colite, neurasthénie.

L'opinion opposée à celle qui vient d'être exposée est celle qui considère l'atonie de l'intestin comme primitive ; la ptose serait consécutive aux modifications imprimées à l'intestin par l'atonie et la colite, modifications qui provoquent un relâchement de ses ligaments suspenseurs.

De même que nous avons considéré les troubles gastriques comme subordonnés à la même cause générale que l'entéro-colite, de même, à notre avis, faut-il considérer l'atonie intestinale, puis la colite et l'entéroptose comme des accidents dont le point de départ doit être cherché dans un trouble primitif du système nerveux. C'est là l'opinion de Malibran, qui nous paraît plus rationnelle et comme supportant mieux la discussion que la théorie quelque peu quintessenciée de Glénard, accordant à l'entéroptose un rôle pathogénique des plus discutables.

Nous avons indiqué précédemment qu'un certain nombre de gynécologistes, s'appuyant sur la coïncidence fréquente de la colite muco-membraneuse et des *affections utérines*, ont cherché à établir une relation de cause à effet entre ces deux ordres d'affections.

Cette relation peut trouver son explication dans les modifications qu'apportent à la statique intestinale les affections utérines. Il est certain qu'un prolapsus très accentué de l'utérus peut entraîner l'entéroptose. D'autre part, les tumeurs fibreuses, les brides péritonéales, les positions vicieuses de l'utérus, l'utérus gravide, peuvent, en comprimant le rectum, constituer une gêne permanente au cours des matières. Mais cette influence « mécanique » ne serait pas la seule. D'après Monod, Morau, Ozenne, Pichevin, Ollivier, l'entéro-colite muco-membraneuse pourrait être d'origine infectieuse et résulter de la propagation à l'intestin, par voie lymphatique, de l'inflammation utérine ; on sait qu'il existe des anastomoses entre les vaisseaux lymphatiques du vagin et ceux du rectum. Letcheff (thèse de Paris, 1895) a étudié très complètement les connexions lymphatiques et essayé de prouver qu'à l'état pathologique ces vaisseaux qui traversent les adhérences constituent le chemin suivi par les agents infectieux.

Cette dernière interprétation nous paraît sujette à caution ; en effet, la propagation inflammatoire invoquée par Letcheff porte seulement sur une portion très limitée de l'intestin (rectum ou partie inférieure du côlon descendant), et dans ce cas on ne peut s'expliquer qu'elle puisse déterminer une lésion étendue généralement à la totalité du gros intestin. Enfin la nature infectieuse de l'entéro-colite n'est rien moins que prouvée.

En ce qui concerne l'importance accordée aux affections utéro-ovariennes comme cause directe d'entéro-colite, nous croyons qu'il y a lieu de faire des réserves ; en effet, le nombre est grand des utérines qui sont exemptes de troubles intestinaux. Quant à l'opinion de ceux qui considèrent les affections utérines comme la cause exclusive de l'entéro-colite muco-membraneuse, il est à peine besoin d'en faire justice, puisque celle-ci s'observe souvent chez l'homme, qu'elle est fréquente chez l'enfant...

Ce qui est indéniable, c'est le retentissement que peuvent avoir les poussées congestives du côté de l'utérus sur l'évolution de l'affection intestinale.

On voit fréquemment survenir sous l'influence des règles, en même temps que des phénomènes congestifs du côté de l'utérus, des crises de colite. Ici encore ne peut-on supposer la même influence nerveuse se traduisant par des accidents simultanés portant sur tous les organes de la cavité abdominale.

Il nous reste à discuter l'opinion de ceux qui font de l'entérite muco-membraneuse, une *affection microbienne primitive*, provoquée par la culture dans l'intestin d'un microbe spécifique. Sur ce point on a fait beaucoup d'hypothèses, mais aucun fait précis n'a été avancé. Les muco-membranes renferment un nombre considérable de bactéries, mais ces microbes ne sont autres que ceux trouvés à l'état normal sur les parois de l'intestin et qui sont emprisonnés dans le mucus concrété. Jusqu'ici on n'avait pu isoler et cultiver parmi ces microbes, un agent infectieux susceptible de reproduire une entéro-colite muco-membraneuse. Récemment, M. Thiercelin a isolé un microbe auquel il attribue un rôle pathogène (*Soc. de biologie*, 15 avril 1899).

Ce microbe, dont le rôle dans l'intestin serait au moins aussi important que celui du colibacille, est un diplocoque, difficilement isolable à l'état saprophytique, mais qui peut, à l'état pathogène, être facilement isolé et cultivé. Ce diplocoque pousse sur tous les milieux de culture ; il est virulent pour les souris, moins virulent pour le lapin et n'est pas virulent pour le cobaye. Par ses caractères morphologiques et ses propriétés biologiques il se rapproche du méningocoque.

Jusqu'à plus ample informé, il nous paraît difficile d'admettre que l'entéro-colite muco-membraneuse soit une affection microbienne spécifique...

Dans les épisodes fébriles qui compliquent si fréquemment l'entéro-colite le rôle des agents infectieux n'est pas douteux. Faut-il, en ces cas, incriminer le coli-bacille, le streptocoque, d'autres microbes encore ? La question n'est pas résolue.

Nous venons de voir que la critique a prise sur toutes les théories précédemment énumérées ; qu'aucune de ces théories ne peut prétendre à l'emporter à l'exclusion des autres, qu'enfin — et c'est là un point capital — on est amené à considérer dans l'entéro-colite d'une part, et d'autre part dans les troubles gastriques, dans les ptoses, les affections utérines, des états morbides relevant d'une cause commune, dominés par une influence générale, constituant la prédisposition essentielle à l'entéro-colite.

Il ne faut pas perdre de vue qu'un fait domine toute l'histoire de l'entéro-colite, c'est l'atonie de l'intestin et la constipation, son corollaire nécessaire.

L'atonie est le signe initial ; viennent ensuite les douleurs abdominales, l'hypersécrétion muqueuse, les ptoses, finalement les désordres généraux d'ordre nerveux. Les ptoses nous paraissent, contrairement à Glénard, bien plutôt l'effet de l'atonie à son degré le plus grave que la cause même des accidents d'entéro-colite.

L'atonie peut être provoquée par l'une des causes de compression de

l'intestin précédemment indiquées (affections utérines, brides péritonéales, etc.), mais elle est toujours favorisée par une prédisposition héréditaire qui peut se traduire aussi par la dilatation de l'estomac, par les
varices, les hémorroïdes, les hernies, etc. Cette prédisposition, qui se rattache au neuro-arthritisme, peut être même la cause suffisante de l'atonie,
sans qu'il soit besoin de faire intervenir de cause acquise.

En résumé, la filiation des accidents de la maladie nous paraît être la
suivante :

Sous l'influence seule d'une prédisposition héréditaire (arthritisme), ou
de causes acquises, mais l'hérédité jouant toujours un rôle, se produit
l'atonie de l'intestin, à laquelle se joint le plus souvent la ptose; l'atonie
détermine la stase stercorale, le durcissement des matières, d'où l'irritation
constante de l'intestin, l'hypersécrétion muqueuse et la mise en jeu du
sympathique abdominal, d'autant plus aisément que les plexus abdominaux
sont directement sollicités à réagir par les tiraillements auxquels donne lieu
l'intestin ptosé. D'où toute une série de réflexes, agissant d'abord locale-
ment, produisant les spasmes, les douleurs, etc., puis retentissant à distance sur le système nerveux général, d'autant mieux que celui-ci était
déjà troublé antérieurement. Comme le dit avec raison Mendelson, l'effet
réagit sur la cause et le malade tourne dans un cercle vicieux.

Tous les accidents consécutifs ne doivent pas être d'ailleurs mis sur le
compte de réflexes; la part de l'auto-intoxication dans les phénomènes généraux nous paraît trop évidente pour qu'il y ait lieu d'insister sur ce point.

Ce qu'il convient de retenir c'est l'influence toute-puissante de l'hérédité
neuro-arthritique, entrevue par Gigot-Suard, qui donnait à la maladie
le nom d'herpétide exfoliatrice, par Simpson, par Le Bret, admise par la
plupart des médecins contemporains, notamment par ceux qui exercent
dans les stations thermales et ont l'occasion d'observer et de suivre pendant
plusieurs années un grand nombre de malades ainsi que leurs proches.

DIAGNOSTIC

L'entéro-colite muco-membraneuse a souvent donné lieu à des erreurs de
diagnostic aussi bien dans sa forme chronique que dans ses paroxysmes aigus.

Occupons-nous d'abord de la FORME CHRONIQUE. Les erreurs de diagnostic
peuvent provenir de ce que les symptômes locaux sont mal interprétés,
rapportés à une autre cause que leur cause réelle, ou bien à ce que les
symptômes généraux, les troubles nerveux, les troubles réflexes du côté
des organes, le mauvais état général sont considérés comme des affections
primitives ou comme la conséquence d'autres affections, sans qu'apparaisse
le lien causal qui les relie à l'affection intestinale.

Chez un malade atteint depuis plus ou moins longtemps de constipation
habituelle, qui se plaint d'éprouver des douleurs abdominales et qui a
remarqué la présence à plusieurs reprises, dans ses garde-robes, de glaires,
de membranes rubanées ou tubulées, le diagnostic s'impose. Le médecin
serait inexcusable, en présence de ces renseignements, de ne pas songer à

cette affection, d'autant plus que l'examen des selles peut, à bref délai,
confirmer son diagnostic. La difficulté commence, lorsque le malade, tout
en se plaignant de douleurs abdominales et de constipation, néglige de
signaler les muco-membranes, pour la bonne raison que lui-même ignore
leur présence dans les selles. Il nous est arrivé fréquemment d'affirmer au
malade qu'il devait rendre des glaires ou des membranes, malgré les déné-
gations de ce dernier qui était tout étonné, ensuite, en observant ses selles,
de contrôler l'exactitude de notre assertion.

Dans d'autres circonstances, le malade a constaté la présence des muco-
membranes, mais il méconnaît leur nature, ce qui de sa part n'a rien
d'étonnant. Il croit habituellement être atteint de tænia ou d'ascarides et,
trop souvent, le médecin, négligeant de se faire présenter les « pièces à
conviction », s'en rapporte aux dires du malade et lui prescrit un tænifuge
dont le moindre inconvénient est d'être inefficace. Cet emploi inconsidéré
du tænifuge peut même occasionner un dommage sérieux, car le purgatif
drastique que l'on fait prendre après l'absorption de la fougère mâle ou de
la pelletiérine détermine des crises douloureuses extrêmement pénibles.
On sait en effet que ces purgatifs sont particulièrement mal tolérés dans le
cas de colite.

Si le médecin a le soin d'examiner lui-même les selles, comme il est de
son devoir, il semble qu'il n'y ait pas dès lors matière à erreur. Cependant,
dans quelques cas, on a pris pour des *anneaux de tænia* ou des *amas d'ascarides* les matières rubanées ou les pelotons cylindriques qui ont été
expulsés. M. Langlet a cité le cas d'une dame que l'on avait traitée durant
trois ans pour le tænia. Il nous semble inutile de décrire les éléments du
diagnostic différentiel que l'on trouvera dans tous les traités de pathologie;
l'examen à la loupe, dans le cas de tænia, permet de constater la présence
des organes génitaux.

On a signalé (Blondel) la coïncidence tout à fait exceptionnelle du
tænia et des muco-membranes; en pareil cas le diagnostic peut errer
aisément.

Si l'erreur qui consiste à prendre les muco-membranes pour des fragments d'helminthes a été souvent commise, nous devons signaler d'autre
part l'erreur inverse consistant à prendre pour des muco-membranes des
débris d'aspect membraniforme rendus par l'intestin. Dans les cas d'inva-
gination intestinale, des *lambeaux de muqueuse* sphacélés sont expulsés par
l'anus et ont été pris parfois pour des muco-membranes. Il en est de même
des membranes hydatides; ici l'erreur est facile à commettre; on se rappel-
lera que les *fragments d'hydatides* sont plus ou moins minces, blanchâtres,
élastiques, assez semblables à du blanc d'œuf coagulé; qu'ils se composent
de membranes disposées en lames minces, stratifiées comme les feuillets
d'un livre; qu'ils sont constitués par une substance amorphe, homogène,
sans fibres, sans cellules, sans bactéries.

On a encore pris pour des muco-membranes des *morceaux d'albumine de
l'œuf* qui n'avaient pas subi l'action des sucs digestifs (Nothnagel, Potain),
les membranes du muguet gastro-intestinal (mais celui-ci coïncide toujours

avec le muguet buccal, etc.). En 1875, M. Laget a présenté à la Société ana-
tomique des muco-membranes rendues par un enfant convalescent de
croup; dans ce cas on aurait pu supposer avec quelque apparence de raison
avoir affaire à des pseudo-membranes diphtériques.

En résumé, toutes les fois qu'il y aura doute sur la nature des membranes,
il suffira de les examiner au microscope pour constater leur nature mucineuse,
leur absence d'organisation et pour en reconnaître par suite l'origine réelle.

Les symptômes concomitants du côté des organes autres que l'intestin et
les symptômes généraux peuvent, nous l'avons dit, détourner de l'intestin
l'attention du praticien. Ainsi l'existence de troubles gastriques éveille parfois l'idée d'une affection primitive de l'estomac; dans ce cas on s'expose
seulement à un diagnostic incomplet, puisque les troubles gastriques et
intestinaux vont effectivement de pair dans un grand nombre de cas. Parfois,
à l'examen du ventre, on croit constater une dilatation de l'estomac, alors
qu'en réalité c'est le côlon transverse qui est dilaté.

On a pu parfois croire à l'existence d'un *cancer de l'estomac* chez des
malades amaigris, anorexiques, au teint jaunâtre et présentant dans le
côlon une accumulation de matières stercorales susceptible d'en imposer
pour une tumeur gastrique; le *cancer de l'intestin* peut également être
soupçonné à tort, dans certains cas. Axenfeld a vu une dame âgée de cin-
quante ans, au teint cachectique, ayant dans sa famille des antécédents de
cancer et présentant un empâtement douloureux de la partie droite de l'abdomen, chez qui l'on pouvait légitimement soupçonner une tumeur maligne
de l'intestin et qui, cependant, n'était atteinte que d'entéro-colite muco-
membraneuse. L'*entérite tuberculeuse* compte au nombre des affections que
l'on a confondues parfois avec l'entéro-colite. Les troubles nerveux, avons-
nous dit, peuvent détourner l'attention de l'affection causale, en raison de
l'importance qu'ils acquièrent. La *neurasthénie*, l'*hystérie* si fréquentes chez
les malades peuvent être à tort considérées comme primitives, en tout cas
détourner l'attention du côté de l'intestin. On aura quelque peine à rapporter à leur véritable cause les accidents convulsifs et même le coma que
l'on a observés chez les enfants.

Les symptômes réflexes observés dans la sphère de l'appareil urinaire :
dysurie, envies fréquentes d'uriner, ont fait porter dans un cas le diagnostic
de *gravelle*. (Thévenot, *Union médicale*, n° 108, 1883.)

Enfin les *lésions utérines* peuvent concentrer toute l'attention et faire
méconnaître l'existence de l'entéro-colite.

C'est surtout lors des CRISES DOULOUREUSES que des erreurs de diagnostic
peuvent être commises. L'entérite muco-membraneuse peut être confondue
avec la *colique néphrétique*, la *colique hépatique*.

La localisation sous-hépatique de la douleur, sa survenance par crises
paroxystiques pourraient faire croire à la lithiase sans ictère, si l'examen
des fèces, la constatation des débâcles glaireuses et membraneuses coïncidant avec les crises douloureuses ne révélaient le siège de la maladie. La
localisation sous-hépatique de la douleur de l'entérite tient à ce que l'angle
droit du côlon se trouve dans cette région.

La méprise avec la colique hépatique accompagnée d'ictère est également possible, car l'on peut observer, au cours de l'entéro-colite muco-membraneuse, des poussées de congestion hépatique avec subictère.

Enfin lithiase biliaire et entéro-colite peuvent coïncider, ce qui complique le diagnostic et peut conduire à méconnaître l'existence de l'une des deux affections.

Le diagnostic avec l'*appendicite* n'est pas toujours aisé.. Cependant à l'appendicite appartiennent l'élévation thermique, la localisation exacte de la douleur au point de Mac Burney et surtout la contracture des muscles de la paroi abdominale. N'oublions pas que l'appendicite peut survenir au cours de la colite. Signalons encore la confusion possible avec la *colique de plomb*. M. Vouzelle a vu, dans le service du docteur Duguet, un peintre en bâtiment, saturnin avéré, qui, après une période de constipation opiniâtre, avec douleurs abdominales violentes et vomissements, eut une débâcle de muco-membranes.

Si la *péritonite* ne peut être que difficilement confondue avec la crise paroxystique, il n'en est pas de même de l'*étranglement interne* qui a une évolution apyrétique; dans quelques cas l'obstruction de l'intestin par des muco-membranes donne lieu à des symptômes alarmants identiques à ceux de l'*étranglement interne*; la face est grippée, le ventre ballonné, la constipation est absolue, les gaz même ne sont pas émis par l'anus et les vomissements apparaissent.

Les crises DYSENTÉRIFORMES de la colite seront aisément distinguées de la *dysenterie*, l'examen des selles ne permettant pas de retrouver dans le premier cas les lambeaux de muqueuse caractéristiques de la dysenterie.

Dans les CRISES A FORME TYPHOÏDE on s'appuiera pour faire le diagnostic, avec la *fièvre typhoïde*, sur la marche irrégulière de la température, l'absence de taches rosées, de prostration, de stupeur, les caractères des selles, enfin le résultat négatif du séro-diagnostic.

TRAITEMENT

L'entéro-colite muco-membraneuse est une affection difficile à traiter et qui exige de longs et patients efforts avant d'être améliorée; on peut dire des malades qui en sont atteints ce que l'on a dit souvent des tuberculeux : qu'ils ne guérissent qu'à la condition de ne se croire jamais guéris. Néanmoins leur mal n'est pas au-dessus des ressources de la thérapeutique, ainsi que le professent bon nombre de praticiens. Il est incontestable qu'il existe des cas rebelles à tout traitement, mais dans la majorité des cas on obtient une amélioration notable.

A. — Traitement chez l'adulte.

1° FORME CHRONIQUE. — Le traitement comporte une médication dirigée contre l'état local, c'est-à-dire contre la constipation et ses causes; contre l'irritation intestinale, le spasme, les douleurs qui résultent de cette constipation. Il comporte d'autre part une médication dirigée contre l'état général, c'est-à-dire contre l'état neurasthénique, la déchéance de l'organisme qui est la conséquence de l'atonie intestinale et contribue à l'entretenir, par une sorte de cercle vicieux.

Avant tout il importe de prescrire un régime alimentaire qui, tout en assurant la nutrition d'une façon suffisante, ne laisse pas de résidus solides irritants mécaniquement et n'introduise pas dans le tube digestif d'aliments fermentescibles.

Aucun régime exclusif ne convient en l'espèce : si les aliments azotés laissent peu de résidus, ils ont le défaut d'entretenir la constipation.

Le régime végétarien est irritant en raison des résidus abondants qu'il laisse ; enfin le régime lacté est souvent mal supporté contrairement à ce qu'on pourrait supposer *à priori*. M. Glénard considère même l'intolérance absolue pour le lait comme un des caractères de l'entéroptose. Le lait sera seulement utilisé à doses modérées et associé à d'autres aliments, pour préparer les potages, les crèmes, accommoder les œufs, les purées. Le régime lacté exclusif n'est utile que lors des crises paroxystiques.

Les *aliments* à permettre sont les suivants :

Le lait, les potages au lait et aux pâtes ; les bouillies à la farine lactée, à la farine d'orge ou d'avoine, etc.

Les œufs sous toutes les formes (œufs brouillés, œufs au lait, à la coque, sur le plat, etc.), sauf les œufs durs.

Les viandes grillées ou rôties de bœuf, d'agneau ; les cervelles, le ris de veau ; certaines volailles (poulet, pigeon). Toutes les viandes seront très divisées, coupées menu ou hachées.

Les poissons à chair tendre (merlan, sole, brochet, bar, mulet, perche, truite, etc.).

Les légumes secs (pois, lentilles, haricots, pommes de terre) passés au tamis ; les pommes de terre cuites sous la cendre.

Les salades cuites et légumes verts (chicorée, laitue, pissenlits, épinards, choux-fleurs, fonds d'artichauts, etc.), écrasés, hachés ou passés au tamis, accommodés au jus ou au lait.

Les fruits cuits (cerises, abricots, poires, etc.) ; les compotes de fruits peu sucrées ; les pommes cuites au four ; les pêches, le raisin, les figues crus.

Les fromages frais (fromages à la crème, Gervais) ; comme entremets les œufs à la neige, les crèmes renversées, les soufflés.

Le pain en petite quantité (100 à 200 grammes par jour), grillé ou rassis ; le pain de seigle ; les biscottes.

Comme boissons, le vin très largement coupé d'eau ; la bière légère coupée d'eau d'Alet, de Contrexéville, d'Evian ; l'eau de source, la meilleure des boissons pour cette catégorie de malades. Les infusions chaudes (camomille, tilleul, menthe, feuilles d'oranger) sont utiles à la fin des repas.

Énumérons maintenant les aliments à interdire :

Le bouillon, les potages gras.

Les ragoûts, les viandes avec des sauces épicées, certaines viandes à chair compacte et coriace, certaines volailles (oie, pintade), le gibier de poil, les poissons gras (anguille, saumon, maquereau), les crustacés et les coquillages, la charcuterie (sauf le maigre de jambon).

Les choux, l'oseille, les asperges, les tomates, les salades et autres crudités (cornichons, concombres, olives, radis, etc.).

Les graisses, les pommes sautées, etc.

Les pâtisseries, les sucreries.

Les vins mousseux ou acides, les liqueurs, le café.

Contre la constipation on a recours aux différents laxatifs et aux moyens physiques.

L'atonie intestinale doit être combattue sans relâche. L'usage habituel des laxatifs est une nécessité dont les malades ne peuvent s'affranchir ; en en interrompant l'emploi, ils s'exposent à voir l'encombrement intestinal se reproduire et à perdre le bénéfice d'une amélioration péniblement acquise. Tous les laxatifs d'ailleurs ne peuvent être employés indistinctement ; il en est dont l'emploi est contre-indiqué d'une façon formelle : ce sont en première ligne les purgatifs drastiques, même employés à faibles doses ; ce sont aussi les purgatifs salins bien que Glénard en recommande l'usage quotidien à doses variant de 4 à 8 grammes ; la proscription s'étend aux diverses eaux purgatives. L'effet prolongé des purgatifs salins se traduit en effet par une constipation plus opiniâtre que celle qu'ils avaient mission de combattre. On ne peut non plus recommander l'aloès, qui congestionne la muqueuse rectale et aggrave les hémorroïdes qui compliquent souvent la maladie.

Parmi les laxatifs que l'on peut employer quotidiennement, sans crainte de déterminer d'irritation de l'intestin, nous citerons d'abord les *graines de lin* et les *graines de psyllium*, qui agissent par l'intermédiaire de leurs huiles essentielles. G. Sée prescrivait avant chaque repas une grande cuillerée de graines de lin épurées et trempées pendant trois à quatre minutes dans un quart de verre d'eau froide. Nous donnons la préférence aux graines de psyllium, que les malades semblent avaler plus facilement.

On a craint que ces graines ne s'accumulent dans l'intestin et ne donnent lieu à des phénomènes d'obstruction; la pratique journalière montre que cette crainte est chimérique.

Lorsque les graines ne suffisent pas à provoquer une garde-robe quotidienne, le meilleur remède à employer est *l'huile de ricin* qui, administrée à petites doses, c'est-à-dire d'une à deux cuillerées à café au plus, le matin au réveil, donne d'excellents résultats. On la fait prendre mélangée à du jus d'orange, à du café noir, à du cassis (Mathieu), à du sirop de menthe; on peut encore la prescrire en capsules. On peut combiner l'emploi des graines et de l'huile, n'administrer par exemple celle-ci que tous les trois ou quatre jours et prescrire les graines dans l'intervalle. Aux doses indiquées, l'huile de ricin ne donne pas de coliques; c'est réellement un excellent moyen qu'on ne saurait trop recommander; c'est d'ailleurs à l'huile de ricin qu'il faut avoir recours quand on voit pour la première fois un malade atteint de constipation opiniâtre depuis plusieurs jours; dans ce cas, plutôt que de prescrire une forte dose d'emblée, on fait prendre le médicament par cuillerées à café jusqu'à la production de l'effet.

L'huile de ricin étant, de l'aveu unanime, le meilleur laxatif, nous pourrions à la rigueur nous dispenser d'énumérer d'autres moyens; mais il faut tenir compte des susceptibilités individuelles et aussi de ce fait qu'à la longue le remède le plus actif peut perdre de son action; c'est pourquoi il est bon de savoir par quels autres laxatifs on peut remplacer l'huile de ricin.

La *magnésie*, le *soufre*, la *crème de tartre*, constituent, après l'huile de ricin, les laxatifs que nous employons le plus volontiers. G. Sée prescrivait avant chaque repas une cuillerée à café du mélange suivant :

Magnésie calcinée...	(	
Soufre lavé...	} āā 20 gr.	
Crème de tartre..	)	

La *poudre de réglisse composée* est souvent prescrite; il en existe plusieurs formules, en voici une entre autres :

Réglisse en poudre..	(	
Follicules de séné pulvérisés et épurés par l'alcool...	} āā 12 gr.	
Soufre lavé...	(	
Poudre de fenouil...	} āā 6 gr.	
Sucre en poudre...	36 gr.	

La poudre de réglisse composée donne habituellement de bons résultats, mais le séné qui entre dans sa composition donne parfois des coliques assez vives, bien qu'on ait la précaution de le traiter par l'alcool qui le débarrasse de sa résine. G. Sée associait au séné l'hydrastis canadensis auquel il attribuait la propriété de décongestionner l'intestin :

Extrait hydroalcoolique d'hydrastis canadensis.............. 1 gr.
Follicules de séné pulvérisés............................... 4 gr.

pour 20 pilules. Une à chaque repas.

La *podophylle*, le *cascara sagrada*, l'*euonymine*, plus encore que le séné, sont susceptibles de déterminer des douleurs; cependant on les emploie parfois avec avantage. Il est bon de les associer à la belladone ou à la jusquiame :

Podophyllin....................................... 0 gr. 02
Cascara... 0 gr. 10
Extrait de belladone.............................. 0 gr. 01
Pour une pilule à prendre le soir.

Podophyllin..	(	
Euonymine...	} āā 0 gr. 40	
Extrait de belladone..............................	0 gr. 20	
Extrait d'hydrastis canadensis....................	1 gr.	
Savon médicinal....................................	2 gr.	

Divisez en 20 pilules. Une à deux au dîner.

Les *lavements* : lavements simples, lavements additionnés de glycérine (une à deux cuillerées), d'huile d'olives émulsionnée (3 à 4 cuillerées), sont très employés par les malades, mais ils ont l'inconvénient de n'agir que sur une partie de l'intestin et d'émousser à la longue la sensibilité de la muqueuse rectale, d'où la perte du besoin de la défécation. Les grands lavages de l'intestin échappent au reproche de n'agir que sur le rectum et l'S iliaque, nous y reviendrons plus loin.

Les *suppositoires glycérinés* (à la glycérine solidifiée ou suppositoires creux à la glycérine) encourent le même reproche que les lavements; de plus ils sont parfois expulsés avant d'avoir pu produire leur effet.

Le *massage* constitue un excellent moyen de rendre à l'intestin sa tonicité: il est bien supporté dans les périodes de calme, en l'absence de spasme, mais il faut se garder d'y avoir recours lors des crises paroxystiques ou quand il existe des signes d'entérite secondaire ou de péritonite subaiguë. La *gymnastique suédoise* agit dans le même sens que le massage.

L'exercice modéré de la *bicyclette* contribue à faire contracter les muscles abdominaux et à faire souvent disparaître une constipation rebelle à d'autres moyens.

Dans le cas d'obstruction intestinale il faut avoir recours au *lavement électrique*.

Nous avons dit qu'il ne suffisait pas de combattre la constipation, mais encore s'adresser aux causes qui la provoquent ou l'entretiennent.

Quand il y a entéroptose, il faut ordonner le *repos au lit* pendant quelque temps, pour faire cesser les tiraillements des plexus nerveux abdominaux qui sont la cause des douleurs vives éprouvées par les malades; il faut de plus exercer une *compression sur l'abdomen* à l'aide d'une forte couche d'ouate et d'un bandage de corps. Plus tard, lorsque le malade se lève, on lui fait porter une ceinture ou mieux la *sangle abdominale de Glénard*.

Si la néphroptose existe simultanément, on y remédie, suivant les cas, soit par la *fixation du rein*, soit simplement par une *ceinture*. M. Weber a cité l'observation d'une dame qui était atteinte d'un rein flottant et d'une entéro-colite muco-membraneuse rebelle à tout traitement; la fixation du rein fut faite et dix jours après l'entéro-colite disparaissait spontanément.

Il peut être indiqué enfin de *reconstituer chirurgicalement la paroi abdominale* affaiblie.

Dans le cas d'hémorroïdes entraînant le spasme de l'intestin et la constipation, il peut devenir nécessaire de *dilater l'anus*.

Enfin les affections utérines nécessitent un traitement approprié: on *traite la métrite*, on *corrige les déviations*, on redresse *l'utérus prolabé*; s'il existe des adhérences, on pratique le *massage utérin*.

Certains médecins, à l'époque où les médicaments antiseptiques étaient très en faveur, s'inspirant de cette opinion, du reste erronée, que l'antisepsie de l'intestin aurait pour résultat de faire cesser la formation des muco-membranes, ont employé les divers antiseptiques intestinaux : naphtol, benzo-naphtol, bétol, salol, salicylate de bismuth, etc.

D'autres ont cherché à décongestionner la muqueuse intestinale au moyen de l'*ichthyol* qui, sur les autres muqueuses : bronchique, uréthrale, a une action décongestive incontestable; M. Bourget (de Lausanne) aurait obtenu d'excellents effets de ce médicament employé en lavages à la dose d'une à deux cuillerées à soupe pour un litre d'eau. Revilliod a préconisé les lavements au bismuth :

Mucilage de pépins de coing............................ 500 gr.
Sous-nitrate de bismuth................... ·............ } āā 10 gr.
Salicylate de bismuth.................... ·............

Conserver ce lavement vingt-quatre heures, si cela est possible.

Récemment M. Chéron a vanté l'*acide picrique*, comme étant capable de combattre directement la lésion en modifiant promptement les épithéliums altérés. Il fait prendre au malade, lorsque celui-ci a eu une garde-robe, un lavement destiné à être gardé et composé d'un demi-litre d'eau additionnée d'une cuillerée à café de la solution suivante :

Acide picrique............................... 1 gr.
Eau distillée.................................. 120 gr.

On a encore préconisé les lavements de *nitrate d'argent* en solutions très étendues, 0 gr. 20 pour un litre (Charrin), mais c'est là un moyen qu'il faut réserver pour les cas de poussées aiguës de colite. G. Sée cherchait à lutter contre l'élément congestif à l'aide de l'hydrastis canadensis; l'hamamelis virginica pourrait être utilisé de la même façon (Mathieu).

En réalité un seul moyen permet de modifier l'inflammation superficielle de la muqueuse, causée par la coprostase, c'est le *lavage de l'intestin* dont les effets sont d'ailleurs multiples : il entraîne les matières fécales durcies ainsi que les muco-membranes, fait disparaître les phénomènes douloureux dus à la fois à l'inflammation de l'intestin, au spasme et à la rétention des muco-membranes, restitue à la muqueuse ses fonctions d'absorption et réveille, en vertu de la température de l'eau, la contractilité des tuniques de l'intestin ; il a l'avantage de porter son action sur la totalité de l'intestin (Lesage, Dauriac, de Genersich). Les douches ascendantes que l'on utilise dans certaines stations thermales agissent de la même façon, mais avec plus de brutalité.

On voit par ce rapide aperçu des effets de l'entéroclyse que ce moyen de traitement constitue la médication la mieux appropriée aux indications pathogénétiques. Les malades qui ont recours pour la première fois au lavage de l'intestin ressentent un soulagement immédiat et se déclarent enchantés de ce bain interne; ils ont malheureusement tendance à en abuser, à renouveler le lavage presque tous les jours, de sorte que l'action de celui-ci finit par s'émousser à la longue.

Pour faire le lavage on se sert d'un « bock » à injections dont le tuyau se termine par une sonde œsophagienne ou mieux par une canule à entéroclyse en caoutchouc rouge. Le bock ne doit pas être élevé au delà de 40 à 50 centim. au-dessus du plan du lit, car il importe que la pression soit modérée. Le malade doit être couché; c'est à cette condition seulement que le liquide peut pénétrer profondément dans l'intestin, mais il n'est pas nécessaire, pour que cette pénétration ait lieu, que la pression soit élevée. Von Genersich, Lesage et Dauriac ont démontré que les pressions faibles favorisent au contraire la pénétration du liquide, dans le décubitus dorsal. L'emploi de fortes pressions provoquerait d'ailleurs des crises douloureuses. Il est nécessaire que la hanche gauche soit un peu plus élevée que la hanche droite.

Comme liquide à injecter beaucoup de médecins se servent uniquement d'eau bouillie, ou d'eau légèrement mucilagineuse, comme la décoction de racine de guimauve, car ils estiment, avec raison suivant nous, que les effets de l'entéroclyse sont exclusivement mécaniques; néanmoins, et surtout quand il y a des signes non douteux d'érosions intestinales, quand les matières sont striées de sang, il peut être utile d'additionner l'eau de lavage de substances antiseptiques, mais nullement irritantes; on peut par exemple additionner chaque litre d'eau d'un des paquets suivants :

> Bicarbonate de soude..................................... ŏ gr.
> Salicylate de soude...................................... 1 gr.

Ou de 4 à 5 grammes de chlorate de soude. Nothnagel emploie encore le chlorure de sodium (5 p. 1000); par contre, il est contre-indiqué d'employer des solutions boriquées ou naphtolées, qui sont irritantes.

Au début on ne doit employer qu'un litre de liquide pour chaque lavage; plus tard on peut élever la quantité d'eau à un litre et demi et même à 3 litres. Le malade rend immédiatement une partie du liquide; puis on lui fait conserver pendant quelques minutes un demi-litre à un litre, en le priant de se coucher sur le côté droit, ce qui facilite le passage de l'eau dans le côlon transverse.

La température à donner au liquide n'est pas indifférente; lorsqu'il existe de vives douleurs, un état spasmodique manifeste de l'intestin, la température de 40° ne doit pas être dépassée; mais quand c'est l'atonie qui domine, il est préférable de porter l'eau à 45 ou même 48°; à ces températures elle réveille plus aisément la contractilité intestinale.

Dès le premier lavage, nous l'avons dit, le soulagement commence à se produire alors même que l'intestin ne s'exonère pas d'emblée de son contenu, et les malades en réclament la continuation. Au bout de quelques lavages survient·

habituellement une débâcle entraînant scybales et muco-membranes, et les malades continuent à expulser des scybales aux lavages suivants; dans les cas récents, les selles redeviennent moulées au bout de quelques jours. On prescrit un lavage quotidien pendant six à huit jours, puis on recommande de les espacer tous les deux jours d'abord; tous les trois ou quatre jours ensuite. Mais on ne devra jamais cesser complètement d'en faire usage; une fois par semaine, au moins, un lavage sera pratiqué.

A côté des lavages, il convient de faire une place importante aux *grands lavements huileux*, qui, selon Fleiner, seraient le remède par excellence, dans les cas où il existe du spasme de l'intestin.

Fleiner fait passer 400 à 500 grammes d'huile dans l'intestin, le malade étant couché, s'inclinant d'abord à gauche pour faire pénétrer l'huile dans l'S iliaque, puis à droite pour favoriser le passage dans les autres parties du gros intestin. Suivant Fleiner l'huile pure non décomposée protégerait la muqueuse contre le contact des scybales indurées. A cela se bornerait son rôle dans les parties inférieures du gros intestin; mais dans les parties supérieures, il y aurait digestion, décomposition de l'huile en glycérine et en acides gras, et elle acquerrait alors des propriétés laxatives (Mathieu).

Quoi qu'il en soit du mode d'action des lavements huileux, il est certain qu'ils agissent favorablement et déterminent des débâcles faciles, sans doute parce qu'ils facilitent le glissement des scybales le long des parois de l'intestin. Seulement ils ont l'inconvénient de mettre à l'épreuve la patience des malades, car la pénétration d'un demi-litre d'huile dans l'intestin exige de vingt minutes à une demi-heure.

Nous associons habituellement les grands lavements huileux à l'entéroclyse : lorsque nous inaugurons un traitement, nous faisons d'abord prendre au malade de l'huile de ricin, puis nous lui prescrivons un lavement huileux et nous terminons par une série de six ou huit lavages. Grâce à l'emploi combiné et successif de ces divers moyens, on arrive toujours à provoquer des débâcles suffisantes pour débarrasser l'intestin des scybales et des muco-membranes qui s'y trouvent accumulées.

Les lavages calment indirectement les douleurs en débarrassant l'intestin de son contenu irritant; néanmoins on est souvent obligé d'employer d'autres moyens dans l'intervalle des lavages, quand les malades continuent à souffrir; les moyens les plus simples ne sont pas les moins efficaces; citons en première ligne les *grands bains chauds* prolongés. Comme leur emploi répété pourrait affaiblir les malades, on les remplace avantageusement par les applications sur le ventre de compresses humides chaudes recouvertes d'une enveloppe imperméable et d'une bande de flanelle. On peut aussi, au lieu de compresses chaudes, faire des applications froides locales (compresse de Priessnitz); l'action sédative est la même, puisque la compresse, recouverte également d'une enveloppe imperméable, s'échauffe au bout de quelques instants; de plus, la constipation paraît favorablement influencée par ces applications froides.

A l'intérieur on a proposé l'emploi de tous les calmants connus; G. Sée prescrivait le *bromure de calcium* à la dose de 1 à 8 grammes et l'*extrait gras de cannabis indica* à la dose de 2 à 3 centigrammes par jour, dans un julep gommeux. L'opium et ses dérivés sont contre-indiqués parce qu'ils exagèrent la constipation; la *belladone* est au contraire le sédatif de choix, comme étant très active et exempte de l'inconvénient inhérent à l'opium; on la prescrit sous forme de teinture (X à XX gouttes) ou en pilules :

> Extrait de belladone.. } āā 0 gr. 01
> Poudre de racines de belladone........................ }

pour une pilule. En prendre une matin et soir. Il est nécessaire d'en prolonger l'usage pendant quelques jours pour donner un repos de quelque durée aux malades.

M. Mathieu emploie également le *menthol* :

Menthol....................................	0 gr. 20
Alcool.....................................	Q. S. p. dissoudre
Sirop simple...............................	25 grammes
Eau.......................................	100 c. c.

Il est nécessaire de traiter les troubles gastriques qui accompagnent habituellement l'affection intestinale. Toutefois il convient d'être très sobre de médicaments à cet égard et de s'en tenir surtout au régime alimentaire.

Quand il y a une hyperchlorhydrie accentuée et qu'aux douleurs intestinales s'ajoutent les douleurs gastriques, il faut réduire l'alimentation et la faire consister presque exclusivement en laitage, œufs, viandes pulpées et prescrire l'*eau de Vichy tiédie au bain-marie* et additionnée d'une petite quantité de *sulfate de soude* (3 à 4 gr.); ce dernier traitement ne doit pas être employé trop longtemps (douze à quinze jours au plus).

Si le malade est atteint au contraire d'hypopepsie avec distension gazeuse, le bicarbonate de soude à petites doses et pris à distance des repas est indiqué. On peut également prescrire au cours du repas la *strychnine* (deux milligrammes à chaque repas) ou les *gouttes de Baumé* (IV gouttes), ou bien encore la *teinture de noix vomique*. Nous ferons remarquer cependant que nous avons constaté assez souvent une intolérance toute spéciale de nos malades pour ces derniers médicaments, qui déterminent parfois de vives douleurs.

Le traitement général a la plus haute importance.

Pour combattre les troubles nerveux d'ordre neurasthénique, il faut avoir surtout recours aux moyens externes, car les médicaments n'ont que peu d'influence sur ces troubles. Comme calmants on utilisera seulement le *valérianate d'ammoniaque* de préférence aux bromures, toujours irritants pour l'estomac.

Les *bains chauds prolongés* calment l'éréthisme nerveux. On prescrit habituellement les *douches chaudes* à 38 ou 40°, car l'eau froide est souvent mal tolérée. Lorsque les malades ont une bonne réaction on peut cependant leur recommander l'*eau froide* (douche ou enveloppements froids). Il faut avoir soin de veiller à ce que le jet d'eau ne soit pas dirigé sur le ventre.

A l'hydrothérapie on associera avec avantage les *frictions sèches au gant de crin* ou les *frictions à l'alcool*.

Nous avons déjà signalé l'action favorable du *massage* sur la constipation; le massage général est encore indiqué comme exerçant une influence générale sur la nutrition.

L'*électrisation statique* a été préconisée par quelques médecins. P. Dignat emploie les bains statiques avec effluves, frictions électriques et décharges d'étincelles sur la paroi abdominale.

Ce traitement vise surtout l'état général, les troubles nerveux; sous son influence les forces se réveillent, les phénomènes d'éréthisme nerveux s'amendent. Il est difficile de lutter contre l'anémie, contre la faiblesse de certains malades gravement atteints; les médicaments tels que le fer et l'arsenic sont habituellement mal tolérés. On pourra utiliser les *injections sous-cutanées de cacodylate de soude* (0 gr. 05) qui ont l'avantage de respecter les voies digestives.

D'autre part l'anémie et la faiblesse sont entretenues par une alimentation insuffisante, soit que les malades n'aient pas d'appétit, soit qu'ils appréhendent de manger en raison des douleurs qu'ils ressentent surtout pendant la période digestive. Dans ces cas il faut essayer de tourner la difficulté en donnant aux malades les aliments les plus nourrissants sous le plus petit volume : œufs, poissons, viande pulpée. Le képhir est également utile, mais il n'est pas toujours bien supporté.

On a préconisé les *injections sous cutanées de sérum artificiel* comme un moyen efficace de relever les forces.

Le *changement d'air*, le *repos physique et intellectuel* s'imposent chez les malades affaiblis par les douleurs, l'insomnie, l'alimentation insuffisante, etc. Le séjour en montagne est particulièrement recommandable.

Le traitement thermal est un complément indispensable des autres modes de traitement. Si dans certaines stations comme Plombières, Luxeuil on peut attribuer l'action de ce traitement aux moyens locaux que l'on y emploie (douches ascendantes), c'est à l'action calmante des grands bains répétés et prolongés qu'il faut rapporter en général les améliorations très notables constatées chez la plupart des malades. D'ailleurs beaucoup d'entre eux supportent fort mal les douches rectales ascendantes à forte pression; ces douches provoquent des crises douloureuses et parfois des poussées inflammatoires inquiétantes, de sorte que le traitement thermal devient plutôt préjudiciable qu'utile. Les médecins qui pratiquent dans les stations thermales où l'on traite les malades atteints d'entéro-colite muco-membraneuse ont reconnu qu'il était nécessaire de substituer à la douche ascendante les simples lavages à faible pression, exécutés dans le décubitus dorsal, tels qu'on les pratique au lit du malade.

Plombières est la station la plus fréquentée par les malades; les phénomènes nerveux s'y amendent vite, les douleurs abdominales, l'état spasmodique de l'intestin disparaissent rapidement sous l'influence de la balnéation. *Néris, Royat*, agissent dans le même sens que Plombières. *Châtel-Guyon*, dont l'eau est employée en boisson, est particulièrement indiquée contre la constipation.

Pougues, Vichy, Carlsbad conviennent aux cas où les troubles gastriques, où l'acholie présentent une prédominance marquée. On fera alterner avec avantage une cure à l'une de ces dernières stations et une cure à Plombières.

Les malades reviennent presque toujours améliorés de Plombières, mais il est nécessaire que plusieurs années de suite, ils retournent s'y soumettre à un nouveau traitement pour maintenir cette amélioration.

Telles sont les règles générales du traitement dans les formes chroniques. Les résultats de ce traitement sont des plus variables; ses effets sont subordonnés en grande partie à l'intensité de la maladie, à son ancienneté.

C'est dans les cas récents, chez les malades qui n'ont pas été soumis à des traitements intempestifs, chez qui les infections secondaires de l'intestin n'ont pas eu le temps de se produire que l'on obtient les meilleurs résultats, souvent dans un bref délai. Il suffit parfois d'instituer un régime approprié et d'associer à ce régime l'emploi de quelques laxatifs doux, du massage de l'intestin pour obtenir la guérison. Malheureusement, il n'en est pas ainsi dans la majorité des cas. Le plus souvent on est appelé à traiter un malade qui a négligé la constipation dont il était atteint depuis longtemps, qui s'est médicamenté à outrance, qui a fréquemment des atteintes de fièvre, avec douleurs vives, débâcles diarrhéiques, dues à de l'entérite par infection secondaire, ou bien qui est tombé dans un état de dénutrition extrême, est devenu profondément neurasthénique, a perdu tout repos, tout sommeil. Dans ces conditions, les résultats du traitement sont aléatoires; son application exige de longs et patients efforts. Néanmoins, même dans ces cas graves, on peut obtenir sinon des guérisons absolues, tout au moins de très notables améliorations; mais le praticien ne doit négliger aucun des moyens propres à faciliter sa tâche; il doit imposer à son client un repos absolu, le soumettre à un régime alimentaire très sévère, s'efforcer d'abord de calmer les douleurs, de modifier l'état inflammatoire de l'intestin, de remonter les forces et aussi le moral du malade. Il faut se garder des médications intempestives, user même avec prudence des lavages intestinaux, souvent mal tolérés dans les phases subaiguës de l'affection, en tous cas surveiller attentivement leur emploi.

Il convient aussi de n'envoyer aux eaux minérales cette catégorie de malades, que quand tous les phénomènes inflammatoires se sont amendés depuis un certain temps.

CRISES DOULOUREUSES PAROXYSTIQUES. — Les crises douloureuses qui simulent les coliques hépatique, néphrétique, l'appendicite, etc., précèdent habituellement l'expulsion de scybales ou de pelotons muco-membraneux. Elles nécessitent le *repos au lit*, les *applications de compresses chaudes*, l'emploi de la *belladone* à l'intérieur ou bien en suppositoires; parfois l'intensité de la douleur est telle qu'elle nécessite une *injection de morphine*. Il faut toutefois être très réservé quant à l'emploi de ces injections, car les malades n'ont que trop de tendance à en abuser et deviennent d'autant plus volontiers morphinomanes qu'ils ont presque toujours des antécédents de nervosisme à leur actif.

La crise douloureuse étant provoquée par le spasme qui entrave le cours des matières, l'indication essentielle est de provoquer l'expulsion des muco-membranes par les *purgatifs* doux et les *lavages*.

FORMES FÉBRILES. — Lors des poussées aiguës, fébriles, tout autre aliment que le lait doit être interdit; on donnera toutes les deux heures une tasse à thé de lait stérilisé; si le lait est mal toléré, on pourra lui substituer le képhir n° 2. Lorsqu'une amélioration commence à se produire on associe au lait, la viande crue pulpée (150 à 200 grammes par jour), les œufs peu cuits; dès que les selles deviennent diarrhéiques et sanguinolentes l'indication des *purgatifs salins* se pose : on fait prendre chaque matin au malade 10 grammes de sulfate de soude ou bien un verre à bordeaux d'une eau minérale purgative très active comme celles de Rubinat, Carabaña, etc. On peut aussi administrer le *calomel*, qui agit comme purgatif et antiseptique, mais il convient de ne pas en répéter l'emploi trop fréquemment. Le traitement est à compléter par l'emploi quotidien des grands lavages administrés avec prudence, sous très faible pression. Au bout de quelques jours, si la colite dysentériforme persiste sans modifications, on peut employer les *grands lavages avec une solution étendue de nitrate d'argent* (0 gr. 25 à 0 gr. 30 par litre).

Dès que les selles tendent à redevenir normales on cesse les purgatifs salins dont l'emploi prolongé entraînerait une constipation opiniâtre et qui, d'ailleurs, exercent sur les glandes de l'estomac, une action déprimante.

Dans la forme typhoïde la *diète lactée*, les *lavages* constituent tout le traitement; on peut employer avec avantage les *bains tièdes*.

B. — *Traitement chez l'enfant.*

La forme chronique de l'entéro-colite chez l'enfant est habituellement précédée par une PHASE AIGUË d'entéro-colite qu'il faut traiter comme toute entérite aiguë :

Si l'enfant est au sein, on espace les tétées; s'il est élevé au biberon, on lui donne du *lait stérilisé* ou bien on le soumet d'abord à la *diète hydrique* (eau bouillie, à raison de quatre cuillerées à café toutes les demi-heures). Chez les enfants déjà sevrés, le lait doit également constituer l'unique aliment. S'il est mal toléré on donne pendant un jour ou deux ou même davantage des infusions de thé, de la décoction d'orge avec un œuf battu, de la décoction blanche de Sydenham conservée dans de la glace (Guinon), puis du bouillon de poulet dégraissé. On calme les douleurs par des applications de *compresses chaudes*, de *cataplasmes*, par des *bains tièdes* à 35° de 10 minutes. La fièvre est-elle élevée, dépasse-t-elle 39°, on remplace le bain tiède par le *bain frais* à 30° d'abord, puis à 28°, 25°, renouvelé toutes les quatre heures et d'une durée de 5 minutes.

Comme chez l'adulte les grands lavages constituent le meilleur moyen de réaliser l'antisepsie de l'intestin (2 grammes de borate de soude par litre d'eau bouillie); mais les lavages peuvent provoquer des douleurs au début de la maladie et doivent être employés avec prudence; il ne faut pas introduire à la fois plus de 100 grammes de liquide. Il vaut mieux même n'en faire usage que quand les bains, la diète hydrique ont modéré l'intensité du processus inflammatoire.

Pour calmer le ténesme on peut faire usage du *laudanum* (une à trois gouttes, suivant l'âge, en lavement dans une cuillerée d'eau à 40°), et de l'*antipyrine* (0 gr. 05 — 0 gr. 10, trois ou quatre fois par jour dans de l'eau alcaline).

Chez les enfants au-dessus de trois ans on peut employer la *poudre de Dower*.

Quand les selles sont putrides, il est indiqué d'employer le *calomel* à doses fractionnées (0 gr. 01 — 0 gr. 02 en trois ou quatre paquets; un paquet d'heure en heure, pour un enfant d'un an; 0 gr. 03 pour un enfant de deux ans).

Quand la convalescence commence, on prescrit chez les enfants sevrés un régime très sévère : panades, soupes au lait, tapioca au bouillon; lait stérilisé, œufs peu cuits; crèmes, purées de légumes secs, cervelles, ris de veau, poissons frais. (Pas de légumes verts, pas de vin.)

A ce moment, si la constipation s'établit, on la combat avec l'*huile de ricin* ou la *magnésie*.

Quand la colite revêt le caractère dysentériforme, avec selles sanglantes, ténesme, etc., l'*ipéca* est indiqué. On prescrit une infusion de racine d'ipéca (0 gr. 30 — 0 gr. 80 dans 100 ou 200 grammes d'eau).

Si des complications surviennent, s'il y a tendance au collapsus, les *bains chauds*, les *boissons chaudes*, et surtout les *injections de sérum* 100 — 150 grammes (en 2 fois) seront les moyens à employer.

D'ailleurs l'injection de sérum à petites doses (10 à 20 grammes) sera utile chez tous les enfants déprimés.

Dans la COLITE CHRONIQUE de l'enfant, avec constipation habituelle, rejet de muco-membranes, colite qui succède habituellement à ces formes aiguës, le traitement est le même que pour les adultes : *lavages de l'intestin*, *lavements huileux* (150 grammes), *huile de ricin* à petite dose ou massive (10 à 20 grammes par jour), *calomel* de temps à autre. Henoch prescrit l'acide chlorhydrique contre les troubles gastriques :

Acide chlorhydrique.............................	0 gr. 50
Eau distillée..............................	100 gr.
Gomme arabique...........................	1 gr.
Sirop d'althœa.............................	20 gr.
Teinture thébaïque...........................	II-IV gouttes.

Une cuillerée à café ou à dessert trois ou quatre fois par jour.

Comby fait prendre, dix jours par mois, matin et soir, dans une cuillerée d'eau sucrée, un paquet contenant :

Bicarbonate de soude...........................	} āā 0 gr. 25
Magnésie calcinée..............................	
Poudre de noix vomique........................	0 gr. 01

(Un demi-centigramme de noix vomique par jour et par année d'âge.)

L'alimentation consistera en potages maigres, panades légères, poissons maigres et bouillis, cervelles, ris de veau, œufs à la coque, purées de légumes, fruits cuits, crèmes.

Le *massage de l'intestin* est d'autant plus indiqué que la tonicité de l'intestin est moins compromise dans le jeune âge que chez l'adulte.

On pourra conseiller une cure thermale à *Plombières*, *Châtel-Guyon*, *Hombourg*, *Kissingen*.

Coulommiers. — Imp. PAUL BRODARD.

MASSON & Cⁱᵉ, Éditeurs

LIBRAIRES DE L'ACADÉMIE DE MÉDECINE

120, boulevard Saint-Germain, à Paris.

Pr. n° 172.

RÉCENTES PUBLICATIONS MÉDICALES

Novembre 1899.

Traité de
Thérapeutique Chirurgicale

PAR

Émile FORGUE

Professeur de clinique chirurgicale
à la Faculté de médecine de Montpellier
Membre correspondant
de la Société de chirurgie
Chirurgien en chef de l'hôpital Saint-Éloi
Médecin-major hors-cadre

Paul RECLUS

Professeur agrégé
à la Faculté de médecine de Paris
Chirurgien de l'hôpital Laënnec
Secrétaire général
de la Société de chirurgie
Membre de l'Académie de médecine

DEUXIÈME ÉDITION ENTIÈREMENT REFONDUE

AVEC 472 FIGURES DANS LE TEXTE

2 volumes grand in-8° de 2116 pages . . . . . **34 fr.**

Les auteurs ont comblé une lacune dans la bibliographie chirurgicale en donnant un livre qui soit à la fois une œuvre de médecine opératoire clinique et en même temps un traité des indications, et l'on comprend facilement que le succès d'un pareil travail ait obligé les auteurs à en publier rapidement une deuxième édition. Dans celle-ci on peut se rendre compte en quelque sorte des progrès, des modifications qui sont survenus depuis ces dernières années dans la thérapeutique chirurgicale....

(*Lyon médical*, 13 février 1898.)

Manuel de
Pathologie externe

PAR LES DOCTEURS

RECLUS, KIRMISSON, PEYROT, BOUILLY

Professeurs agrégés à la Faculté de médecine de Paris, Chirurgiens des hôpitaux.

Édition complète illustrée de 720 figures.

I. — **Maladies des tissus et des organes**, par le Dr P. RECLUS.
II. — **Maladies des régions. Tête et Rachis**, par le Dr KIRMISSON.
III. — **Maladies des régions, Poitrine, Abdomen**, par le Dr PEYROT.
IV. — **Maladies des Régions, Organes génito-urinaires**, par le Dr BOUILLY.

4 volumes in-8° avec figures dans le texte . . . . **40 fr.**
Chaque volume est vendu séparément . . . . **10 fr.**

Traité d'Anatomie Humaine

PUBLIÉ SOUS LA DIRECTION DE

P. POIRIER   et   A. CHARPY

Professeur agrégé à la Faculté
de médecine de Paris
Chirurgien des hôpitaux

Professeur d'anatomie
à la Faculté de médecine
de Toulouse

AVEC LA COLLABORATION DE

B. CUNÉO — P. FREDET — P. JACQUES — TH. JONNESCO
L. MANOUVRIER — A. NICOLAS
A. PRENANT — H. RIEFFEL — CH. SIMON — A. SOULIÉ

5 volumes grand in-8° avec figures noires et en couleurs.

ÉTAT DE LA PUBLICATION (1899)

Tome I. — (*Deuxième édition, revue et augmentée*). — **Embryologie.** Notions d'embryologie. **Ostéologie.** Considérations générales. Des membres. Squelette du tronc. Squelette de la tête. **Arthrologie.** Développement des articulations. Structure. Articulations des membres. Articulations du tronc. Articulations de la tête. *Un volume grand in-8°, avec* 807 *figures* . . . . **20** fr.

Tome II. — 1ʳ Fascicule : **Myologie.** Embryologie. Histologie. Peauciers et aponévroses. *Un volume grand in-8°, avec* 312 *figures* . . . . **12** fr.

2ᵉ Fascicule : **Angéiologie.** (Cœur et Artères.) Histologie. *Un volume grand in-8°, avec* 145 *figures* . . . . **8** fr.

3ᵉ Fascicule : **Angéiologie.** Capillaires. Veines. *Un volume grand in-8°, avec* 75 *figures* . . **6** fr.

Tome III. — 1ʳ Fascicule : **Système nerveux** Méninges. Moelle. Encéphale. Embryologie. Histologie. *Un volume grand in-8°, avec* 201 *figures* . . . . **10** fr

2ᵉ Fascicule : **Système nerveux.** Encéphale. *Un volume gr. in-8°, avec* 206 *figures.* **12** fr.

3ᵉ Fascicule : **Système nerveux.** Les Nerfs. Nerfs crâniens. Nerfs rachidiens. *Un volume grand in-8°, avec* 205 *figures* . . . **12** fr.

Tome IV. — 1ᵉ Fascicule : **Tube digestif.** Développement. Bouche. Pharynx. Œsophage. Estomac. Intestins. *Un volume grand in-8°, avec* 158 *figures.* . . . . **12** fr.

2ᵉ Fascicule : **Appareil respiratoire.** Larynx. Trachée. Poumons. Plèvre. Thyroïde. Thymus. *Un volume grand in-8°, avec* 121 *figures* . . . . **6** fr.

IL RESTE A PUBLIER

Les **Lymphatiques** qui termineront le tome II.

Les **Annexes du tube digestif** et le **Péritoine** qui termineront le tome IV.

Les **organes génito-urinaires** et les **organes des sens** feront, afin d'éviter des volumes d'un maniement difficile, l'objet d'un tome V qui contiendra, en outre, un chapitre d'*Indications anthropométriques* et la *Table alphabétique des matières* de l'ouvrage.

PRÉCIS
D'OBSTÉTRIQUE

PAR MM.

A. RIBEMONT-DESSAIGNES

Agrégé de la Faculté de médecine
Accoucheur de l'hôpital Beaujon
Membre de l'Académie de médecine

G. LEPAGE

Professeur agrégé
à la Faculté de médecine de Paris,
Accoucheur de l'hôpital de la Pitié.

Quatrième édition

AVEC FIGURES DANS LE TEXTE DESSINÉES PAR M. **RIBEMONT-DESSAIGNES**

1 vol. grand in-8° de plus de 1300 pages, avec 590 figures, relié toile . . **30** fr.

Cet ouvrage est appelé à rendre de grands services, non seulement à l'étudiant qui prépare ses examens, mais aussi au praticien, abandonné qu'il est, la plupart du temps, au milieu des multiples difficultés de la clinique, et avec une instruction pratique souvent insuffisante... Ce précis est donc le résumé très complet et très clair de l'art des accouchements; il est pratique pour le clinicien et l'étudiant, en même temps qu'intéressant pour le savant, et les auteurs seront récompensés de leur travail considérable par le succès qui les attend. *(Revue de Chirurgie.)*

TRAITÉ
DE PHYSIOLOGIE

PAR

J.-P. MORAT | **Maurice DOYON**
PROFESSEUR A L'UNIVERSITÉ DE LYON | PROFESSEUR AGRÉGÉ A LA FACULTÉ DE MÉDECINE DE LYON

5 volumes grand in-8°, avec figures dans le texte. En souscription . 50 fr.

I. — **Fonctions élémentaires.** — Prolégomènes. — Nutrition en général. — Physiologie des tissus en particulier (moins le système nerveux).
II. — **Fonctions d'innervation et du milieu intérieur.** — Système nerveux. — Sang ; lymphe ; liquides interstitiels.
III. — **Fonctions de nutrition.** — Circulation ; calorification.
IV. — **Fonctions de nutrition** (suite). — Digestion ; respiration ; excrétion.
V. — **Fonctions de relation.** — Sens. — Langage; expression; locomotion. **Fonctions de reproduction**, à l'exception du développement embryologique.

Déjà publié :

Fonctions de Nutrition

CIRCULATION | CALORIFICATION
PAR | PAR
M. DOYON | **J.-P. MORAT**

1 volume grand in-8°, avec 173 figures noires et en couleurs. . . . . **12** fr.

Pour paraître prochainement :

Fonctions de Nutrition

RESPIRATION — DIGESTION — ABSORPTION — EXCRÉTION

1 volume grand in-8°, avec figures dans le texte, en noir et en couleurs.

Traité de Gynécologie
Clinique et Opératoire

PAR

le Dr Samuel POZZI
PROFESSEUR AGRÉGÉ A LA FACULTÉ DE MÉDECINE, CHIRURGIEN DE L'HOPITAL BROCA
MEMBRE DE L'ACADÉMIE DE MÉDECINE

TROISIÈME ÉDITION, REVUE ET AUGMENTÉE

1 vol. in-8° de XXII-1270 pages, avec 628 fig. dans le texte. Relié toile . . **30** fr.

Je n'ai pas à faire l'éloge de ce traité qui, traduit en allemand, en anglais, en espagnol, en italien et en russe, a fait connaître la gynécologie française au monde entier. La troisième édition aura tout le succès des deux premières, si rapidement épuisées, parce que, comme ses sœurs aînées, elle a le mérite de contenir et de mettre au point les découvertes les plus récentes, sans rien négliger des acquisitions antérieures de la science gynécologique. E. BONNAIRE. (*Presse médicale*, 2 janvier 1897.)

Traité de Chirurgie

Publié sous la direction

DE MM.

SIMON DUPLAY	PAUL RECLUS
Professeur de clinique chirurgicale à la Faculté de médecine de Paris	Professeur agrégé à la Faculté de médecine de Paris
Chirurgien de l'Hôtel-Dieu	Secrétaire général de la Société de Chirurgie
Membre de l'Académie de médecine	Chirurgien des hôpitaux
	Membre de l'Académie de médecine

PAR MM.

BERGER — BROCA — DELBET — DELENS — DEMOULIN — J.-L. FAURE
FORGUE — GÉRARD-MARCHANT — HARTMANN — HEYDENREICH
JALAGUIER — KIRMISSON — LAGRANGE — LEJARS
MICHAUX — NÉLATON — PEYROT — PONCET — QUÉNU — RICARD
RIEFFEL — SEGOND — TUFFIER — WALTHER

DEUXIÈME ÉDITION ENTIÈREMENT REFONDUE

8 forts volumes, grand in-8°, avec nombreuses figures. *En souscription.* **150** fr.

CHARCOT — BOUCHARD — BRISSAUD

BABINSKI — BALLET — P. BLOCQ — BOIX — BRAULT — CHANTEMESSE — CHARRIN
CHAUFFARD — COURTOIS-SUFFIT — DUTIL — GILBERT — GUIGNARD — L. GUINON
GEORGES GUINON — HALLION — LAMY — LE GENDRE — MARFAN
MARIE — MATHIEU — NETTER — ŒTTINGER — ANDRÉ PETIT
RICHARDIÈRE — ROGER — RUAULT — SOUQUES — THOINOT
THIBIERGE — FERNAND WIDAL

TRAITÉ DE MÉDECINE

DEUXIÈME ÉDITION
(Entièrement refondue.)

PUBLIÉE SOUS LA DIRECTION DE MM.

BOUCHARD
Professeur à la Faculté de médecine de Paris
Membre de l'Institut

BRISSAUD
Professeur à la Faculté de médecine de Paris
Médecin de l'hôpital St-Antoine

10 volumes grand in-8°, avec figures dans le texte
En Souscription jusqu'à la publication du tome IV . . . . . **150 francs**

TOME Ier
1 vol. grand in-8° de 845 pages, avec figures dans le texte : **16 fr.**

Les bactéries, par L. GUIGNARD, membre de l'Institut et de l'Académie de médecine, professeur à l'École de Pharmacie de Paris. — *Pathologie générale
infectieuse*, par A. CHARRIN, professeur remplaçant au Collège de France,
directeur du Laboratoire de médecine expérimentale (Hautes-Études), médecin
des hôpitaux. — *Troubles et maladies de la nutrition*, par PAUL LEGENDRE,
médecin de l'hôpital Tenon. — *Maladies infectieuses communes à l'homme et
aux animaux*, par G.-H. ROGER, professeur agrégé, médecin de l'hôpital de
la Porte d'Aubervilliers.

TOME II
1 vol. grand in-8° de 896 pages, avec figures dans le texte : **16 fr.**

Fièvre typhoïde, par A. CHANTEMESSE, professeur à la Faculté de médecine,
médecin des hôpitaux de Paris. — *Maladies infectieuses*, par F. WIDAL,
professeur agrégé, médecin des hôpitaux de Paris. — *Typhus exanthéma-
tique*, par L.-H. THOINOT, professeur agrégé, médecin des hôpitaux de Paris.
— *Fièvres éruptives*, par L. GUINON, médecin des hôpitaux de Paris.
— *Érysipèle*, par E. BOIX, chef de laboratoire à la Faculté. — *Diphtérie*, par
A. RUAULT. — *Rhumatisme articulaire aigu*, par ŒTTINGER, médecin des
hôpitaux de Paris. — *Scorbut*, par TOLLEMER, chef de laboratoire à la Faculté.

TOME III
1 vol. grand in-8° de 702 pages, avec figures dans le texte : **16 fr.**

Maladies cutanées, par G. THIBIERGE, médecin de l'hôpital de la Pitié. — *Maladies vénériennes*, par G. THIBIERGE. — *Maladies du sang*, par A. GILBERT,
professeur agrégé, médecin des hôpitaux de Paris. — *Intoxications*, par
H. RICHARDIÈRE, médecin des hôpitaux de Paris.

TOME IV (Paraîtra prochainement)
1 vol. grand in-8°, avec figures dans le texte.

Maladies de l'estomac, par A. MATHIEU, médecin de l'hôpital Andral. — *Mala-
dies du pancréas*, par A. MATHIEU. — *Maladies de l'intestin*, par COURTOIS-
SUFFIT, médecin des hôpitaux de Paris. — *Maladies du péritoine*, par COUR-
TOIS-SUFFIT. — *Maladies de la bouche et du pharynx*, par A. RUAULT, médecin
honoraire de la Clinique laryngologique de l'Institution nationale des Sourds-
Muets.

Traité de
Pathologie générale

PUBLIÉ PAR

Ch. BOUCHARD

MEMBRE DE L'INSTITUT

PROFESSEUR DE PATHOLOGIE GÉNÉRALE A LA FACULTÉ DE MÉDECINE DE PARIS

SECRÉTAIRE DE LA RÉDACTION :

G.-H. ROGER

Professeur agrégé à la Faculté de médecine de Paris, Médecin des hôpitaux.

COLLABORATEURS :

MM. ARNOZAN — D'ARSONVAL — BENNI — R. BLANCHARD — BOULAY — BOURCY — BRUN — CADIOT — CHABRIÉ — CHANTEMESSE — CHARRIN — CHAUFFARD — COURMONT — DÉJERINE — PIERRE DELBET — DEVIC — DUCAMP — MATHIAS DUVAL — FÉRÉ — FRÉMY — GAUCHER — GILBERT — GLEY — GUIGNARD — LOUIS GUINON — A.-F. GUYON — HALLÉ — HÉNOCQUE — HUGOUNENQ — LAMBLING — LANDOUZY — LAVERAN — LE-BRETON — LE GENDRE — LEJARS — LE NOIR — LERMOYEZ — LETULLE — LUBET-BAR-BON — MARFAN — MAYOR — MÉNÉTRIER — NETTER — PIERRET — G.-H. ROGER — GABRIEL ROUX — RUFFER — RAYMOND — TRIPIER — VUILLEMIN — FERNAND WIDAL.

---

6 volumes grand in-8°, avec figures dans le texte.

Prix en souscription jusqu'à la publication du tome V . . . . **112** fr.

TOME I

1 vol. grand in-8° de 1018 pages avec figures dans le texte : **18** fr.

Introduction à l'étude de la pathologie générale, par G.-H. ROGER. — Pathologie comparée de l'homme et des animaux, par G.-H. ROGER et P.-J. CADIOT. — Considérations générales sur les maladies des végétaux, par P. VUILLEMIN, chargé de cours à la Faculté de médecine de Nancy. — Pathogénie générale de l'embryon. Tératogénie, par MATHIAS DUVAL, professeur à la Faculté de médecine de Paris. — L'hérédité et la pathologie générale, par LE GENDRE, médecin des hôpitaux. — Prédisposition et immunité, par BOURCY, médecin des hôpitaux. — La fatigue et le surmenage, par MARFAN, professeur agrégé à la Faculté de médecine de Paris, médecin des hôpitaux. — Les Agents mécaniques, par LEJARS, professeur agrégé à la Faculté de médecine de Paris, chirurgien des hôpitaux. — Les Agents physiques. Chaleur. Froid. Lumière. Pression atmosphérique. Son, par LE NOIR. — Les Agents physiques. L'énergie électrique et la matière vivante, par D'ARSONVAL, membre de l'Institut, professeur au Collège de France. — Les Agents chimiques : les caustiques, par LE NOIR. — Les intoxications, par G.-H. ROGER.

TOME II

1 vol. grand in-8° de 940 pages avec figures dans le texte : **18 fr.**

L'infection, par CHARRIN, professeur agrégé à la Faculté de médecine de Paris, médecin des hôpitaux. — Notions générales de morphologie bactériologique, par GUIGNARD, membre de l'Institut, professeur à l'École de pharmacie. — Notions de chimie bactériologique, par HUGOUNENQ, professeur à la Faculté de médecine de Lyon. — Les microbes pathogènes, par ROUX, professeur agrégé à la Faculté de médecine de Lyon. — Le sol, l'eau et l'air, agents des maladies infectieuses, par CHANTEMESSE, professeur agrégé à la Faculté de médecine de Paris, médecin des hôpitaux. — Des maladies épidémiques, par LAVERAN, membre de l'Académie de médecine. — Sur les parasites des tumeurs épithéliales malignes, par RUFFER. — Les parasites, par R. BLANCHARD, professeur agrégé à la Faculté de médecine de Paris, membre de l'Académie de médecine.

Vient de paraître :

TOME III

1 vol. in-8° de plus de 1400 pages, avec figures dans le texte.
publié en deux fascicules : **28 francs.**

Fasc. I. — Notions générales sur la nutrition à l'état normal, par E. LAMBLING, professeur à l'Université de Lille. — Les troubles préalables de la nutrition, par CH. BOUCHARD, professeur à la Faculté de médecine, membre de l'Institut. — Les réactions nerveuses, par CH. BOUCHARD et G.-H. ROGER, professeur agrégé à la Faculté de médecine de Paris, médecin de l'hôpital d'Aubervilliers. — Les processus pathogéniques de deuxième ordre, par G.-H. ROGER.

Fasc. II. — Considérations préliminaires sur la physiologie et l'anatomie pathologiques, par G.-H. ROGER. — De la fièvre, par LOUIS GUINON, médecin des hôpitaux de Paris. — L'hypothermie, par F.-J. GUYON. — Mécanisme physiologique des troubles vasculaires, par E. GLEY, professeur agrégé à la Faculté de médecine de Paris. — Les désordres de la circulation dans les maladies, par A. CHARRIN, professeur agrégé à la Faculté de médecine de Paris, professeur remplaçant au Collège de France, médecin des hôpitaux. — Thrombose et embolie, par A. MAYOR, professeur à la Faculté de médecine de Genève. — De l'inflammation, par J. COURMONT, professeur agrégé à la Faculté de médecine de Lyon, médecin des hôpitaux. — Anatomie pathologique générale des lésions inflammatoires, par M. LETULLE, professeur agrégé à la Faculté de médecine de Paris, médecin de l'hôpital Boucicaut. — Les altérations anatomiques non inflammatoires, par P. LE NOIR, médecin des hôpitaux. — Les tumeurs, par P. MÉNÉTRIER, professeur agrégé, médecin de l'hôpital Tenon.

TOME IV

1 vol. in-8° de 719 pages avec figures dans le texte : **16 fr.**

Évolution des maladies, par DUCAMP, professeur à la Faculté de médecine de Montpellier. — Sémiologie du sang, par A. GILBERT, professeur agrégé, médecin de l'hôpital Broussais. — Spectroscopie du sang. Sémiologie, par A. HÉNOCQUE, directeur-adjoint du Laboratoire de physique biologique du Collège de France. — Sémiologie du cœur et des vaisseaux, par R. TRIPIER, professeur à la Faculté de médecine de Lyon, et DEVIC, agrégé à la Faculté de Lyon, médecin des hôpitaux. — Sémiologie du nez et du pharynx nasal, par M. LERMOYEZ, médecin de l'hôpital St-Antoine, et M. BOULAY, ancien interne des hôpitaux. — Sémiologie du larynx, par M. LERMOYEZ et M. BOULAY. — Sémiologie des voies respiratoires, par M. LEBRETON, médecin des hôpitaux. — Sémiologie générale du tube digestif, par P. LE GENDRE, médecin de l'hôpital Tenon.

Pour paraître en janvier 1900 :

TOME V

Par MM. Arnozan, Chabrié, Charrin, Chauffard, Déjerine,
Pierre Delbet, Hallé.

Traité

DES

Maladies de l'Enfance

PUBLIÉ SOUS LA DIRECTION DE MM.

J. GRANCHER

PROFESSEUR A LA FACULTÉ DE MÉDECINE DE PARIS
MEMBRE DE L'ACADÉMIE DE MÉDECINE, MÉDECIN DE L'HOPITAL DES ENFANTS-MALADES

J. COMBY
MÉDECIN DE L'HOPITAL DES ENFANTS-MALADES

A.-B. MARFAN
AGRÉGÉ, MÉDECIN DES HOPITAUX

5 forts volumes grand in-8°, avec figures dans le texte . . . . **90** francs

Ce *Traité des Maladies de l'Enfance* comble une lacune, et les médecins attendaient avec impatience l'apparition de cet ouvrage. Il existait déjà en effet, traitant des maladies de l'Enfance, plusieurs manuels dont quelques-uns sont fort appréciés, mais nous n'avions pas de traité complet dans lequel les questions de pédiatrie fussent étudiées d'une façon complète. Cet ouvrage paraît en cinq beaux volumes, et la notoriété qui s'attache aux noms des directeurs de cette publication et à ceux des collaborateurs suffit pour lui assurer un plein succès. Les maladies qui y sont traitées ont été confiées, en effet, aux pédiatres qui les ont étudiées d'une façon spéciale. Cette œuvre est pour ainsi dire une œuvre internationale, et parmi les noms des collaborateurs nous trouvons ceux des pédiatres les plus renommés de tous les pays, qui nous font ainsi profiter de l'expérience qu'ils peuvent avoir d'affections qu'ils rencontrent plus que d'autres dans leur champ d'observation. Bien plus, la Médecine et la Chirurgie, ces deux sœurs jumelles qu'on tend bien à tort à séparer sans cesse, ont trouvé le moyen de se retrouver côte à côte au grand profit des lecteurs.

Les 5 volumes se vendent séparément :
Tome I, **18** fr.   Tome II, **18** fr.   Tome III, **20** fr.   Tome IV, **18** fr.   Tome V, **18** fr.

Traité élémentaire
de Clinique thérapeutique

Par le Dʳ Gaston LYON
Ancien chef de clinique médicale à la Faculté de médecine de Paris

TROISIÈME ÉDITION, REVUE ET AUGMENTÉE

1 volume grand in-8° de VIII-1332 pages. Relié toile : **20** fr.

Nous voyons avec plaisir le public médical confirmer tout le bien que nous avons dit de cet ouvrage dès ses premières éditions. Il arrive aujourd'hui à sa troisième édition, et il comporte des améliorations et des additions telles qu'un nouveau succès lui est assuré.

M. G. LYON a revu son livre avec la même conscience qu'il mit à l'élaborer. C'est toujours la même préoccupation d'être clair, précis et utile et d'appuyer les procédés thérapeutiques sur un exposé pathogénique et clinique de l'affection à laquelle ils s'adressent, et d'indiquer avec exactitude comment il faut s'y prendre pour que l'action médicale ait son efficacité maxima. Les livres ainsi conçus sont rares. Employez tel médicament, dit le Traité de Pathologie et même de Thérapeutique. Comment? Sous quelle forme? A quelle dose? Combien de temps? Il n'en parle souvent pas. La clinique thérapeutique de G. Lyon comble cette lacune. Les faits y sont exposés avec simplicité, toujours sous le couvert d'une autorité incontestable.... Bref, cette édition est le perfectionnement de ses devancières.

(*Archives générales de médecine*, juin 1899.)

Traité de Microbiologie

Par E. DUCLAUX

Membre de l'Institut, Directeur de l'Institut Pasteur, Professeur à la Sorbonne
et à l'Institut agronomique.

TOME I. — MICROBIOLOGIE GÉNÉRALE

1 volume fort grand in-8°, avec figures dans le texte. . . . . **15** fr.

TOME II. — DIASTASES, TOXINES ET VENINS

1 volume fort grand in-8°, avec figures dans le texte . . . . **15** fr.

Le *Traité de Microbiologie* formera 7 volumes qui paraîtront successivement. Il paraîtra un volume par an.

Divisions de l'Ouvrage. — Tome III. Fermentation alcoolique. — Tome IV. Fermentations diverses des substances non azotées. — Tome V. Fermentations diverses des substances azotées. — Tome VI. Applications industrielles et agricoles. — Tome VII. Applications physiologiques.

Leçons sur les bactéries pathogènes

FAITES A L'HOTEL-DIEU ANNEXE

Par P. DUFLOCQ

Un volume in-8° . . . . **10** fr.

Précis de Bactériologie clinique

Par R. WURTZ

Professeur agrégé à la Faculté de médecine de Paris, Médecin des hôpitaux.

DEUXIÈME ÉDITION, REVUE ET AUGMENTÉE

1 vol. in-16 diamant, avec tableaux synoptiques et figures dans le texte, cartonné toile. **6** fr.

OUVRAGE COMPLET

Les Médicaments chimiques

Par LÉON PRUNIER

Pharmacien en chef des Hôpitaux de Paris,
Professeur de pharmacie chimique à l'Ecole de Pharmacie,
Membre de l'Académie de Médecine.

2 *volumes grand in-8°, avec figures dans le texte.* . . . . 30 *fr.*

ON VEND SÉPARÉMENT :

TOME I. **Composés minéraux.** 1 volume grand in-8°, avec 137 figures dans le texte . . . . **15** fr.

TOME II. **Composés organiques.** 1 volume grand in-8°, avec 41 figures dans le texte . . . . **15** fr.

Les maladies microbiennes des Animaux

PAR

Ed. NOCARD | **E. LECLAINCHE**
Professeur à l'Ecole d'Alfort Membre de l'Académie de médecine | Professeur à l'Ecole vétérinaire de Toulouse

DEUXIÈME ÉDITION, ENTIÈREMENT REFONDUE

1 fort volume grand in-8° . . . . **16** fr.

DIEULAFOY (G.), professeur de clinique médicale à la Faculté de médecine de Paris, médecin de l'Hôtel-Dieu, membre de l'Académie de médecine.

> *Clinique médicale de l'Hôtel-Dieu* (1896-1897). 1 vol. grand in-8°, avec figures dans le texte et 1 planche hors texte. **10 fr.**
>
> *Clinique médicale de l'Hôtel-Dieu* (1897-1898). 1 vol. grand in-8°, avec figures dans le texte . . . . **10 fr.**
>
> *Clinique médicale de l'Hôtel-Dieu* (1898-1899). 1 vol. gr. in-8°, avec figures dans le texte . . . . **10 fr.**
>
> *Manuel de Pathologie interne. Onzième édition.* 4 vol. in-16 diamant, avec figures en noir et en couleurs, cartonnés à l'anglaise, tranches rouges . . . . **28 fr.**

DUVAL (Mathias), professeur d'histologie à la Faculté de médecine de Paris, membre de l'Académie de médecine.

> *Précis d'Histologie.* 1 fort vol. grand in-8°, avec 408 figures dans le texte. **18 fr.**

GAUTIER (Armand), membre de l'Institut et de l'Académie de médecine, professeur à la Faculté de médecine de Paris.

> *Cours de Chimie minérale et organique. Deuxième édition*, revue et mise au courant des travaux les plus récents.
>
> Tome I. — **Chimie minérale.** Un volume grand in-8°, avec 244 figures. . . . **16 fr.**
> Tome II. — **Chimie organique.** Un volume grand in-8°, avec 72 figures. . . **16 fr.**
>
> *Leçons de Chimie biologique normale et pathologique. Deuxième édition*, revue et mise au courant des travaux les plus récents, avec 110 figures dans le texte. Ces leçons complètent le *Cours de chimie* de M. le professeur A. Gautier; elles sont publiées avec la collaboration de Maurice Arthus, professeur de physiologie et de chimie physiologique à l'Université de Fribourg. 1 vol. grand in-8° de 826 pages. . . . . **18 fr.**
>
> *Cent vingt exercices de Chimie pratique, décrits d'après les textes originaux et les notes de laboratoire et choisis pour former des chimistes*, par A. Gautier et J. Albahary, doct. phil. des laboratoires de E. Fischer et A. Gautier. 1 vol. petit in-8°, avec figures dans le texte, cartonné toile. . . . . **3 fr.**

PROUST (A.), professeur à la Faculté de médecine de Paris, membre de l'Académie de médecine, médecin de l'Hôtel-Dieu, inspecteur général des services sanitaires.

> *La Défense de l'Europe contre la Peste et la Conférence de Venise de 1897.* 1 vol. in-8°, avec fig. et 1 carte en coul. **9 fr.**

WALLER (Augustus), M.D., F.R.S., professeur de physiologie au Saint-Mary's Hospital, à Londres.

> *Éléments de Physiologie humaine*, traduit de l'anglais par le Dʳ Herzen, professeur de physiologie à l'Université de Lausanne. 1 vol. in-8°, avec 311 figures dans le texte . . . . **14 fr.**

BRISSAUD (E.), professeur à la Faculté de médecine de Paris, médecin de l'hôpital Saint-Antoine.

> *Leçons sur les Maladies nerveuses*, recueillies et publiées par Henry Meige. 1 vol. gr. in-8°, avec 165 figures dans le texte. **15 fr.**

BARD (L.), professeur à la Faculté de médecine de l'Université de Lyon, médecin de l'Hôtel-Dieu.

> *Précis d'Anatomie pathologique. Deuxième édition revue et augmentée*, avec 125 figures dans le texte. 1 volume in-16 diamant, de XII-804 pages cartonné, toile, tranches rouges. **7 fr. 50**

Précis de Manuel opératoire, par L.-H. FARA-

BEUF, professeur à la Faculté de médecine de Paris, membre de l'Académie de médecine. *Quatrième édition.* 1 vol. in-8°, avec 799 figures dans le texte. . . . . **16 fr.**

Traité de la Cystostomie sus-pubienne chez les prostatiques. Création d'un urèthre

hypogastrique : application de cette méthode aux diverses affections des voies urinaires, par Antonin PONCET, professeur de clinique chirurgicale à l'Université de Lyon, ex-chirurgien en chef de l'Hôtel-Dieu, membre correspondant de l'Académie de médecine, et Xavier DELORE, chef de clinique chirurgicale à l'Université de Lyon. 1 vol. in-8°, avec 42 figures dans le texte. . . . . **8 fr.**

Traité clinique de l'Actinomycose humaine, des pseudo-Actinomycoses et de la Botryomycose, par le professeur A. PONCET et

L. BÉRARD, chef de clinique à la Faculté de médecine de Lyon, ancien interne des hôpitaux. 1 vol. in-8°, avec 45 figures dans le texte et 4 planches hors texte en couleurs. . . . . **12 fr.**

Traité des maladies chirurgicales d'origine congénitale, par le Dr E. KIRMISSON, professeur

agrégé à la Faculté de médecine, chirurgien de l'hôpital Trousseau, membre de la Société de chirurgie. 1 vol. grand in-8°, avec 311 figures dans le texte et 2 planches en couleurs.. . . . . **15 fr.**

Chirurgie opératoire de l'oreille moyenne, par A. BROCA, chirurgien de l'hôpital Trous-

seau, professeur agrégé à la Faculté de médecine de Paris. 1 vol. in-8°, avec 98 figures dans le texte . . . . **3 fr. 50**

Cliniques chirurgicales de l'Hôtel-Dieu,

par Simon DUPLAY, professeur de clinique chirurgicale à la Faculté de médecine de Paris, membre de l'Académie de médecine, chirurgien de l'Hôtel-Dieu, recueillies et publiées par les Drs Maurice CAZIN, chef de clinique chirurgicale à l'Hôtel-Dieu, et S. CLADO, chef des travaux gynécologiques. *Deuxième série.* 1 vol. grand in-8°, avec figures. **8 fr.**

Traité d'Ophtalmoscopie, par Étienne ROLLET,

professeur agrégé à la Faculté de médecine, chirurgien des hôpitaux de Lyon. 1 vol. in-8°, avec 50 photographies en couleurs et 75 figures dans le texte, cartonné toile, tranches rouges. . . . . **9 fr.**

Encyclopédie Scientifique

DES

Aide-Mémoire

PUBLIÉE SOUS LA DIRECTION DE

H. LÉAUTÉ

Membre de l'Institut

Au 1ᵉʳ Octobre 1899, 247 VOLUMES ont paru

Chaque ouvrage forme 1 volume petit in-8°, vendu :

Broché. . . . **2 fr. 50** | Cartonné toile. . **3 fr.**

Derniers volumes parus dans la section du Biologiste :

Thérapeutique clinique de la fièvre typhoïde, par le Dʳ ODILON MARTIN, chef de laboratoire à l'Université de Lyon.

Chaleur animale : Principes chimiques de la production de la chaleur chez les êtres vivants, par M. BERTHELOT, secrétaire perpétuel de l'Académie des Sciences. 2 volumes.

La Goutte : Essai de pathogénie morphologique, par le Dʳ CRITZMAN, préparateur à la Faculté de médecine de Paris.

Des Péricardites, par le Dʳ E. GIRAUDEAU.

Maladies des organes respiratoires : Méthode d'exploration; signes physiques, par le Dʳ LÉON FAISANS, médecin de l'Hôpital de la Pitié. 2ᵉ édition.

Examen et séméiotique du cœur : Signes physiques, par le Dʳ PIERRE MERKLEN, médecin de l'hôpital Saint-Antoine. 2ᵉ édition.

L'Occlusion intestinale, par le Dʳ BAUBY, chirurgien des hôpitaux de Toulouse.

L'Appendicite, par CH. MONOD, professeur agrégé, chirurgien de l'hôpital Saint-Antoine, et J. VANVERTS, interne des hôpitaux.

Technique bactériologique, par R. WURTZ, professeur agrégé, médecin des hôpitaux de Paris. 2ᵉ édition, revue et augmentée.

Vaccine et Vaccination, par J. DELOBEL, docteur en médecine, et P. COZETTE, médecin-vétérinaire, lauréats de l'Institut.

Maladies des voies urinaires, par P. BAZY, chirurgien des hôpitaux. 2ᵉ édition. 2 vol.

Les troubles auditifs dans les maladies nerveuses, par J.-F. COLLET, professeur agrégé à la Faculté de Lyon.

Études sur la criminalité, par A. DALLEMAGNE, professeur de médecine légale à l'Université de Bruxelles. 3 volumes.

La Chimie de la cellule vivante, par ARMAND GAUTIER, de l'Institut, professeur à la Faculté de médecine de Paris.

Les Artérites et les Scléroses, par le Dʳ A. BRAULT, médecin de l'hôpital Tenon, chef des Travaux pratiques d'Anatomie pathologique à la Faculté de médecine.

La Bactéridie charbonneuse, par F. LE DANTEC, ancien élève de l'Ecole Normale supérieure, docteur ès sciences.

Énergétique musculaire, par F. LAULANIÉ, professeur de Physiologie à l'Ecole vétérinaire de Toulouse, avec une préface de A. CHAUVEAU, de l'Institut.

Précis élémentaire de Dermatologie en 5 volumes, par L. BROCQ, médecin des hôpitaux, et L. JACQUET, ancien interne de Saint-Louis. 2ᵉ édition.

Les Poisons de l'organisme, par A. CHARRIN, professeur agrégé, médecin des hôpitaux, directeur adjoint du laboratoire de Pathologie générale, assistant au Collège de France. 3 vol.

Soins à donner aux Malades, par le Dʳ DEMMLER, membre correspondant de la Société de Chirurgie.

La Cocaïne en chirurgie, par le Dʳ PAUL RECLUS, professeur agrégé, chirurgien de l'hôpital de la Pitié.

Le Catalogue spécial de l'Encyclopédie Léauté est envoyé sur demande.

BIBLIOTHÈQUE
d'Hygiène thérapeutique

DIRIGÉE PAR

Le Professeur PROUST

Membre de l'Académie de médecine, Médecin de l'Hôtel-Dieu,
Inspecteur général des Services sanitaires.

Chaque ouvrage forme un volume in-16, cartonné toile, tranches rouges,
et est vendu séparément : **4 fr.**

Chacun des volumes de cette collection n'est consacré qu'à une seule maladie ou à un seul groupe de maladies. Grâce à leur format, ils sont d'un maniement commode. D'un autre côté, en accordant un volume spécial à chacun des grands sujets d'hygiène thérapeutique, il a été facile de donner à leur développement toute l'étendue nécessaire.

L'hygiène thérapeutique s'appuie directement sur la pathogénie; elle doit en être la conclusion logique et naturelle. La genèse des maladies sera donc étudiée tout d'abord. On se préoccupera moins d'être absolument complet que d'être clair. On ne cherchera pas à tracer un historique savant, à faire preuve de brillante érudition, à encombrer le texte de citations bibliographiques. On s'efforcera de n'exposer que les données importantes de pathogénie et d'hygiène thérapeutique et à les mettre en lumière.

VOLUMES PARUS :

L'Hygiène du Goutteux, par le Professeur PROUST et A. MATHIEU, médecin de l'hôpital Andral.

L'Hygiène de l'Obèse, par le Professeur PROUST et A. MATHIEU.

L'Hygiène des Asthmatiques, par E. BRISSAUD, professeur à la Faculté de Paris, médecin de l'hôpital Saint-Antoine.

L'Hygiène du Syphilitique, par H. BOURGES, préparateur au laboratoire d'hygiène de la Faculté de médecine.

Hygiène et thérapeutique thermales, par G. DELFAU, ancien interne des hôpitaux de Paris.

Les Cures thermales, par G. DELFAU, ancien interne des hôpitaux.

L'Hygiène du Neurasthénique, par le Professeur PROUST et G. BALLET, professeur agrégé, médecin des hôpitaux de Paris.

L'Hygiène des Albuminuriques, par le Dr SPRINGER, chef du laboratoire de la Faculté de médecine à l'hôpital de la Charité.

L'Hygiène des Tuberculeux, par le Dr CHUQUET, ancien interne des hôpitaux de Paris, médecin consultant à Cannes, avec une préface du Dr DAREMBERG, correspondant de l'Académie de médecine.

Hygiène et thérapeutique des maladies de la bouche, par le Dr CRUET, dentiste des hôpitaux de Paris, avec une préface du Professeur LANNELONGUE, membre de l'Institut.

L'Hygiène des Diabétiques, par le Professeur PROUST et A. MATHIEU, médecin de l'hôpital Andral.

L'Hygiène des maladies du cœur, par le Dr VAQUEZ, professeur agrégé à la Faculté de Médecine de Paris, médecin des hôpitaux, avec une préface du Professeur POTAIN, membre de l'Institut.

VOLUME EN PRÉPARATION :

L'Hygiène des maladies de la peau, par le Dr G. THIBIERGE, médecin des hôpitaux de Paris.

Archives d'Anatomie Microscopique

PUBLIÉES PAR

E.-G. BALBIANI ET **L. RANVIER**
Professeur d'embryogénie comparée   Professeur d'anatomie générale
au Collège de France   au Collège de France

L.-F. HENNEGUY
Secrétaire de la rédaction.

En France, l'autonomie de la microscopie, au point de vue de sa diffusion par les journaux, ne s'est pas encore réalisée, au moins d'une manière aussi complète qu'en Angleterre et en Allemagne, et nous n'avons encore aucun périodique qui lui soit aussi spécialement consacré que certains recueils étrangers. Les Archives d'Anatomie microscopique sont venues combler cette lacune.

Les Archives d'Anatomie microscopique paraissent par fascicules in-8ᵉ d'environ 150 pages; elles publient de nombreuses planches hors texte en noir et en couleurs et des figures intercalées dans le texte. Quatre fascicules, paraissant à des époques indéterminées, correspondent à un volume.

L'abonnement est fait par volume aux prix suivants : Paris et Départements, **36** fr. — Union postale, **38** fr. — Les fascicules sont vendus séparément au prix de **10** fr.

Nouvelle Iconographie
de la Salpêtrière

Fondée en 1888 par J.-M. CHARCOT

PUBLIÉE SOUS LA DIRECTION DES PROFESSEURS
F. RAYMOND   **A. JOFFROY**   **A. FOURNIER**

PAR

PAUL RICHER   **GILLES DE LA TOURETTE**   **ALBERT LONDE**

SECRÉTAIRE DE LA RÉDACTION : **HENRY MEIGE**

La **Nouvelle Iconographie de la Salpêtrière**, fondée en 1888 par le Professeur CHARCOT, est une publication dont l'utilité scientifique se double d'un intérêt artistique. Elle réunit les mémoires originaux relatifs aux *maladies nerveuses* ou *mentales*, ainsi que les travaux ayant trait aux *affections cutanées* ou *syphilitiques* dans leurs rapports avec la neuropathologie.

Chaque année comprend **six fascicules**, paraissant tous les deux mois, et qui, réunis, forment un volume d'environ 500 *pages* avec figures dans le texte et nombreuses planches hors texte. Dix volumes parus jusqu'à ce jour et illustrés de plus de 450 *planches phototypiques tirées hors texte* et de près de 700 *figures* dans le texte forment la collection la plus scientifique et la plus artistique des faits les plus intéressants observés dans les différentes cliniques.

Prix de l'abonnement annuel : Paris, **25** fr.   Départements, **27** fr.   Union postale, **28** fr.

REVUE NEUROLOGIQUE

ORGANE OFFICIEL DE LA SOCIÉTÉ DE NEUROLOGIE

RECUEIL SPÉCIAL D'ANALYSE DES TRAVAUX CONCERNANT LE SYSTÈME NERVEUX ET SES MALADIES

SOUS LA DIRECTION DE

E. BRISSAUD et **P. MARIE**

Secrétaire de la Rédaction : Dʳ Henry MEIGE

Paraissant le 15 et le 30 de chaque mois.

La Revue neurologique est le seul organe français qui analyse tous les travaux français et étrangers concernant le Système Nerveux et ses maladies.

Prix de l'abonnement annuel : Paris et Départements, **25** fr. Union postale, **27** fr.

Journal de Physiologie
et de Pathologie générale

PUBLIÉ PAR

MM. BOUCHARD ET CHAUVEAU

Comité de Rédaction : MM. J. COURMONT, E. GLEY, P. TEISSIER

Au moment où les **Archives de Physiologie** normale et pathologique viennent de cesser leur publication, nous signalons ce journal, où la science physiologique française trouve une large place à côté de la pathologie générale.

Le **Journal de Physiologie et de Pathologie générale** paraît tous les deux mois dans le format grand in-8°, avec planches et figures dans le texte.

Chaque numéro, de 200 pages environ, contient, outre les mémoires originaux, un index bibliographique de 30 à 40 pages comprenant l'analyse sommaire des travaux français et étrangers de physiologie et de pathologie générale.

L'année forme un volume de 1 200 pages environ.

PRIX DE L'ABONNEMENT : Paris : **28** francs. — France et Union postale : **30** francs.

Archives de Médecine Expérimentale
et d'Anatomie Pathologique

Fondées par J.-M. CHARCOT

PUBLIÉES PAR MM. GRANCHER, JOFFROY, LÉPINE

Secrétaires de la Rédaction : CH. ACHARD, R. WURTZ

Les **Archives de Médecine expérimentale** sont un recueil de mémoires originaux consacrés à la médecine scientifique. Éclairer la clinique par les recherches de laboratoire, tel est leur but. Toutes les méthodes scientifiques capables de contribuer aux progrès de la médecine, toutes les recherches de laboratoire susceptibles d'application à la clinique ont leurs places marquées dans cette publication. Aussi la diversité des sujets traités est-elle très grande. La part principale est attribuée à la microbiologie ainsi qu'à la pathologie expérimentale et à l'anatomie pathologique. En outre, une place est également réservée à la chimie biologique et à la thérapeutique expérimentale. Cette publication compte parmi ses collaborateurs de nombreux savants français et étrangers, et son succès n'a cessé de s'affirmer depuis les dix années écoulées à partir de sa fondation.

Paraissant par fascicules tous les deux mois, les **Archives de Médecine expérimentale** forment chaque année un volume d'environ 800 pages, illustré de figures dans le texte, et de planches hors texte en noir et en couleurs.

Prix de l'Abonnement annuel :

PARIS, **24** francs. — DÉPARTEMENTS, **25** francs. — UNION POSTALE, **26** francs.

ANNALES DE L'INSTITUT PASTEUR
(Journal de Microbiologie)

Fondées sous le patronage de M. PASTEUR

ET PUBLIÉES PAR

M. DUCLAUX

Membre de l'Institut, Directeur de l'Institut Pasteur, Professeur à la Sorbonne

ASSISTÉ DU COMITÉ DE RÉDACTION COMPOSÉ DE MM.

CHAMBERLAND, Dr GRANCHER, METCHNIKOFF, NOCARD, Dr ROUX, Dr VAILLARD

Les **Annales de l'Institut Pasteur** réunissent les recherches, travaux et découvertes de l'Institut Pasteur de Paris et des nombreux instituts et laboratoires élevés dans le même but en province et à l'étranger. C'est l'organe le plus compétent en microbiologie et le plus autorisé dans toutes les questions de contagion, d'immunité et de sérothérapie.

Les Annales paraissent le 25 de chaque mois. — Chaque numéro contient plusieurs mémoires originaux, illustrés de figures dans le texte et de planches hors texte en noir et en couleurs.

PARIS. **18** fr. — DÉPARTEMENTS ET UNION POSTALE. **20** fr.

L'ŒUVRE MÉDICO-CHIRURGICAL
Dᵣ CRITZMAN, directeur

SUITE DE MONOGRAPHIES CLINIQUES
SUR LES QUESTIONS NOUVELLES
En Médecine, en Chirurgie et en Biologie

La science médicale réalise journellement des progrès incessants; les questions et découvertes vieillissent pour ainsi dire au moment même de leur éclosion. Les traités de médecine et de chirurgie, quelque rapides que soient leurs différentes éditions, auront toujours grand'peine à se tenir au courant.

C'est pour obvier à ce grave inconvénient, auquel les journaux, malgré la diversité de leurs matières, ne sauraient remédier, que nous avons fondé, avec le concours des savants et des praticiens les plus autorisés, un recueil de Monographies dont le titre général, *L'Œuvre médico-chirurgical*, nous paraît bien indiquer le but et la portée.

Nous publions, aussi souvent qu'il est nécessaire, des fascicules de 30 à 40 pages, dont chacun résume et met au point une question médicale à l'ordre du jour, et cela de telle sorte qu'aucune ne puisse être omise au moment opportun.

CONDITIONS DE LA PUBLICATION

Chaque monographie est vendue séparément . . . . **1 fr. 25**

Il est accepté des abonnements pour une série de 10 Monographies consécutives au prix à forfait et payable d'avance de **10** francs pour la France et **12** francs pour l'étranger (port compris).

MONOGRAPHIES PUBLIÉES (Octobre 1899)

N° 1. **L'Appendicite**, par le Dᵣ FÉLIX LEGUEU, chirurgien des hôpitaux de Paris (épuisé).

N° 2. **Le Traitement du mal de Pott**, par le Dᵣ A. CHIPAULT, de Paris.

N° 3. **Le Lavage du sang**, par le Dᵣ LEJARS, professeur agrégé, chirurgien des hôpitaux, membre de la Société de chirurgie.

N° 4. **L'Hérédité normale et pathologique**, par le Dᵣ CH. DEBIERRE, professeur d'anatomie à l'Université de Lille.

N° 5. **L'Alcoolisme**, par le Dᵣ JAQUET, privat-docent à l'Université de Bâle.

N° 6. **Physiologie et pathologie des sécrétions gastriques**, par le Dᵣ A. VERHAEGEN, assistant à la Clinique médicale de Louvain.

N° 7. **L'Eczéma ;** *maladie parasitaire*, par le Dᵣ LEREDDE, chef de laboratoire, assistant de consultation à l'hôpital Saint-Louis.

N° 8. **La Fièvre jaune**, par le Dᵣ SANARELLI, Directeur de l'Institut d'Hygiène expérimentale de Montévidéo.

N° 9. **La Tuberculose du rein**, par le Dᵣ TUFFIER, professeur agrégé, chirurgien de l'hôpital de la Pitié.

N° 10. **L'Opothérapie.** *Traitement de certaines maladies par des extraits d'organes animaux*, par A. GILBERT, professeur agrégé, chef du laboratoire de thérapeutique à la Faculté de médecine de Paris, et P. CARNOT, docteur ès sciences, ancien interne des hôpitaux de Paris.

N° 11. **Les Paralysies générales progressives**, par le Dᵣ M. KLIPPEL, médecin des hôpitaux de Paris.

N° 12. **Le Myxœdème**, par le Dᵣ THIBIERGE, médecin de l'hôpital de la Pitié.

N° 13. **La Néphrite des saturnins**, par le Dᵣ H. LAVRAND, professeur chargé de Cours à la Faculté catholique de Lille, Lauréat de l'Académie de Paris.

N° 14. **Traitement de la syphilis**, par E. GAUCHER, professeur agrégé à la Faculté de médecine de Paris, médecin de l'hôpital Saint-Antoine.

N° 15. **Le Pronostic des tumeurs**, *basé sur la recherche du glycogène*, par le Dᵣ A. BRAULT, médecin de l'hôpital Tenon, chef des travaux pratiques d'anatomie pathologique à la Faculté.

N° 16. **La Kinésithérapie gynécologique.** *Traitement des maladies des femmes par le massage et la gymnastique (système de Brandt)*, par H. STAPFER, ancien chef de clinique obstétricale et gynécologique de la Faculté de Paris.

N° 17. **De la Gastro-entérite aiguë des nourrissons** *(Pathogénie et étiologie)*, par A. LESAGE, médecin des hôpitaux de Paris.

N° 18. **Traitement de l'Appendicite**, par FÉLIX LEGUEU, professeur agrégé, chirurgien des hôpitaux.

N° 19. **Les lois de l'énergétique dans le régime du diabète sucré**, par le Dᵣ E. DUFOURT, ancien chef de clinique médicale à la Faculté de Lyon, médecin de l'hôpital thermal de Vichy.

N° 20. **La Peste** *(Épidémiologie. Bactériologie. Prophylaxie. Traitement)*, par le Dᵣ H. BOURGES, chef du Laboratoire d'hygiène à la Faculté de médecine de Paris. Auditeur au Comité consultatif d'hygiène publique de France.

41498. — Imprimerie LAHURE, 9, rue de Fleurus, à Paris.

PRINCIPALES PUBLICATIONS PÉRIODIQUES
MÉDICO-CHIRURGICALES & BIOLOGIQUES
de la librairie Masson & Cie

Bulletin de l'Académie de médecine, publié par M. le secrétaire perpétuel et M. le secrétaire annuel, paraissant le dimanche de chaque semaine. Paris, 15 fr. Départ., 18 fr. Union postale, 20 fr.

Annales de Dermatologie et Syphiligraphie, publiées par MM. les Drs Ernest Besnier, A. Doyon, L. Brocq, Du Castel, W. Dubreuilh, A. Fournier, Hallopeau, G. Thibierge, paraissant par cahiers mensuels avec figures et planches. Paris, 30 fr. Départements et Union postale. 32 fr.

Annales de l'Institut Pasteur, fondées sous le patronage de Pasteur, par M. Duclaux, directeur de l'Institut Pasteur, assisté d'un comité de rédaction composé de MM. Chamberland, Grancher, Metchnikoff, Nocard, Roux, paraissant le 25 de chaque mois avec planches hors texte. Paris, 18 fr. Départements et Union postale. 20 fr.

Annales des maladies de l'oreille, du larynx, du nez et du pharynx, fondées par MM. Isambert, Krishaber, Ladreit de la Charrière, publiées par A. Gouguenheim et Lermoyez. Paraissant par cahiers in-8° mensuels. Paris, 12 fr. Départements, 14 fr. Union postale, 15 fr.

Annales médico-psychologiques, Journal destiné à recueillir tous les documents relatifs à l'aliénation mentale et à la médecine légale des aliénés, publié par le Dr Ritti, paraissant par cahiers in-8° mensuels. Paris, 20 fr. Départements, 23 fr. Union postale. 25 fr.

Archives d'Anatomie microscopique, publiées sous la direction de MM. Balbiani et Ranvier. Secrétaire de la rédaction : Henneguy. Paraissant en 4 fascicules in-8° d'environ 150 pages avec planches en noir et en couleurs. France, 36 fr. Union postale. 38 fr.

Archives de Médecine des Enfants, publiées par F. Brun, J. Comby, J. Grancher, V. Hutinel, O. Lannelongue, A.-B. Marfan, P. Moizard, A. Sevestre, paraissant tous les mois par cahiers de 4 feuilles. France, 14 fr. Union postale. 16 fr.

Archives de Médecine expérimentale et d'Anatomie pathologique, fondées par J.-M. Charcot, publiées par MM. Grancher, Joffroy, Lépine. Secrétaires de la rédaction : Ch. Achard et R. Wurtz. Paraissant tous les deux mois par cahiers in-8° avec planches. Paris, 24 fr. Départements, 25 fr. Union postale. 26 fr.

Archives des Sciences médicales, publiées sous la direction de MM. T. Jonnesco, V. Babès, N. Kalindero. Rédacteur en chef : Dr Cantacuzène. Paraissant tous les 2 mois par cahiers in-8° avec planches en noir et en couleurs et figures. Paris, 25 fr. Départements, 28 fr. Union postale. 30 fr.

Journal de Physiologie et de Pathologie générale, publié par MM. Bouchard et Chauveau, Comité de rédaction : J. Courmont, E. Gley, P. Teissier. Paraissant tous les deux mois par cahiers in-8° avec figures et planches. Paris, 28 fr. France et Union postale. 30 fr.

Gazette hebdomadaire de Médecine et de Chirurgie, dirigée par les Drs L. Lereboullet, Ch. Achard, A. Broca. Deux éditions par semaine. Paris et départements, 8 fr. Union postale, 11 fr.

Nouvelle Iconographie de la Salpêtrière, fondée par J.-M. Charcot, publiée sous la direction des professeurs Raymond, Joffroy, Fournier, par Paul Richer, Gilles de la Tourette, Albert Londe. Secrétaire de la rédaction : Henry Meige. Paraissant tous les 2 mois par fascicules in-8°, avec figures et nombreuses planches hors texte. Paris, 25 fr. Départ., 27 fr. Union postale, 28 fr.

Revue d'Hygiène et de Police sanitaire, publiée par M. Vallin, assisté de MM. Bergeron, Grancher, Napias, A. Proust et Trélat. Secrétaire de la rédaction : A.-J. Martin. Paraissant le 20 de chaque mois, par cahiers in-8°, avec figures. Paris, 20 fr. Départements, 22 fr. Union postale. 23 fr.

Revue de Gynécologie et de Chirurgie abdominale, publiée par S. Pozzi. Secrétaire : F. Jayle. Publiée en 6 fascicules de 200 pages avec figures et planches en noir et en couleurs. France, 28 fr. Étranger. 30 fr.

Revue neurologique, recueil spécial d'analyses des travaux concernant le système nerveux et ses maladies, par MM. Brissaud et Marie. Secrétaire de la rédaction : H. Meige. Paraissant le 15 et le 30 de chaque mois par cahiers in-8°, avec figures dans le texte. France, 25 fr. Union postale. 27 fr.

Revue d'Orthopédie, publiée sous la direction du Dr Kirmisson, par MM. L. Ollier, A. Dubreuil, Piechaud, Lannelongue, Poncet, Phocas. Secrétaire de la rédaction : Dr R. Sainton. Paraissant tous les deux mois par fascicules in-8°, avec figures. Paris, 12 fr. Départ., 14 fr. Union postale, 15 fr.

Comptes rendus hebdomadaires de la Société de Biologie, publiés le vendredi de chaque semaine. France, 20 fr. Union postale. 22 fr.

Bulletin et Mémoires de la Société médicale des hôpitaux de Paris, paraissant tous les jeudis, gr. in-8°. France, 12 fr. Union postale. 15 fr.

L'Œuvre Médico-Chirurgical

Monographies publiées

N° 1. De l'Appendicite, par le D' FÉLIX LEGUEU, chirurgien des hôpitaux de Paris. (Épuisé.)

N° 2. Le Traitement du mal de Pott, par le D' A. CHIPAULT, de Paris.

N° 3. Le Lavage du sang, par le D' F. LEJARS, professeur agrégé chirurgien des hôpitaux de Paris, membre de la Société de chirurgie.

N° 4. L'Hérédité normale et pathologique, par CH. DEBIERRE, professeur d'anatomie à l'Université de Lille.

N° 5. L'Alcoolisme, par A. JAQUET, privat-docent à l'Université de Bâle.

N° 6. Physiologie et pathologie de la Sécrétion gastrique, suivie de la technique complète du cathétérisme de l'estomac et de l'examen méthodique du liquide gastrique, par le D' A. VERHAEGEN, assistant à la Clinique médicale de Louvain.

N° 7. L'Eczéma (Maladie parasitaire), par le D' LEREDDE, chef de Laboratoire, assistant de consultation à l'hôpital Saint-Louis.

N° 8. La Fièvre jaune, par le D' J. SANARELLI, directeur de l'Institut d'hygiène expérimentale à Montévidéo.

N° 9. Tuberculose rénale, par le D' TUFFIER, professeur agrégé à la Faculté de médecine de Paris, chirurgien de la Pitié.

N° 10. L'Opothérapie (Traitement de certaines maladies par extraits d'organes animaux), par MM. A. GILBERT, professeur agrégé à la Faculté de Paris, chef du Laboratoire de thérapeutique de la Faculté, et P. CARNOT, docteur ès sciences, ancien interne des hôpitaux de Paris.

N° 11. Les Paralysies générales progressives, par le D' M. KLIPPEL, médecin des hôpitaux de Paris.

N° 12. Le Myxœdème, par le D' G. THIBIERGE, médecin de la Pitié.

N° 13. La Néphrite des saturnins, par le D' H. LAVRAND, professeur à la Faculté catholique de Lille.

N° 14. Traitement de la syphilis, par E. GAUCHER, professeur agrégé à la Faculté de médecine de Paris, médecin de l'hôpital Saint-Antoine.

N° 15. Le Pronostic des tumeurs, basé sur la recherche du glycogène, par le D' A. BRAULT, médecin de l'hôpital Tenon, chef des travaux pratiques d'anatomie pathologique à la Faculté.

N° 16. La Kinésithérapie gynécologique, Traitement des maladies des femmes par le massage et la gymnastique (Système de Brandt), par H. STAPFER, ancien chef de clinique obstétricale et gynécologique de la Faculté de Paris.

N° 17. De la Gastro-entérite aiguë des nourrissons. Infections et intoxications digestives (Pathogénie et étiologie), par A. LESAGE, médecin des hôpitaux de Paris.

N° 18. Traitement de l'Appendicite, par FÉLIX LEGUEU, professeur agrégé, chirurgien des hôpitaux.

N° 19. Les lois de l'énergétique dans le régime du diabète sucré, par le D' E. DUFOUR, ancien chef de clinique médicale à la Faculté de Lyon, médecin de l'hôpital thermal de Vichy.

N° 20. La Peste (Épidémiologie. — Bactériologie. — Prophylaxie), par le D' H. BOURGES, chef du laboratoire d'hygiène à la Faculté de médecine de Paris, auditeur au comité consultatif d'hygiène publique.

N° 21. La moëlle osseuse à l'état normal et dans les infections, par H. ROGER, professeur agrégé à la Faculté de Paris, médecin des hôpitaux, et O. JOSUÉ, ancien interne lauréat des hôpitaux de Paris.

N° 22. L'entéro-colite muco-membraneuse, par le D' GASTON LYON, ancien chef de clinique médicale de la Faculté de Paris.

En préparation

La Péritonite à pneumocoques, par le D' F. BROCA.

Traitement chirurgical du goitre exophtalmique (résection bilatérale du sympathique cervical), par le D' TH. JONNESCO.

Coulommiers. — Imp. PAUL BRODARD.

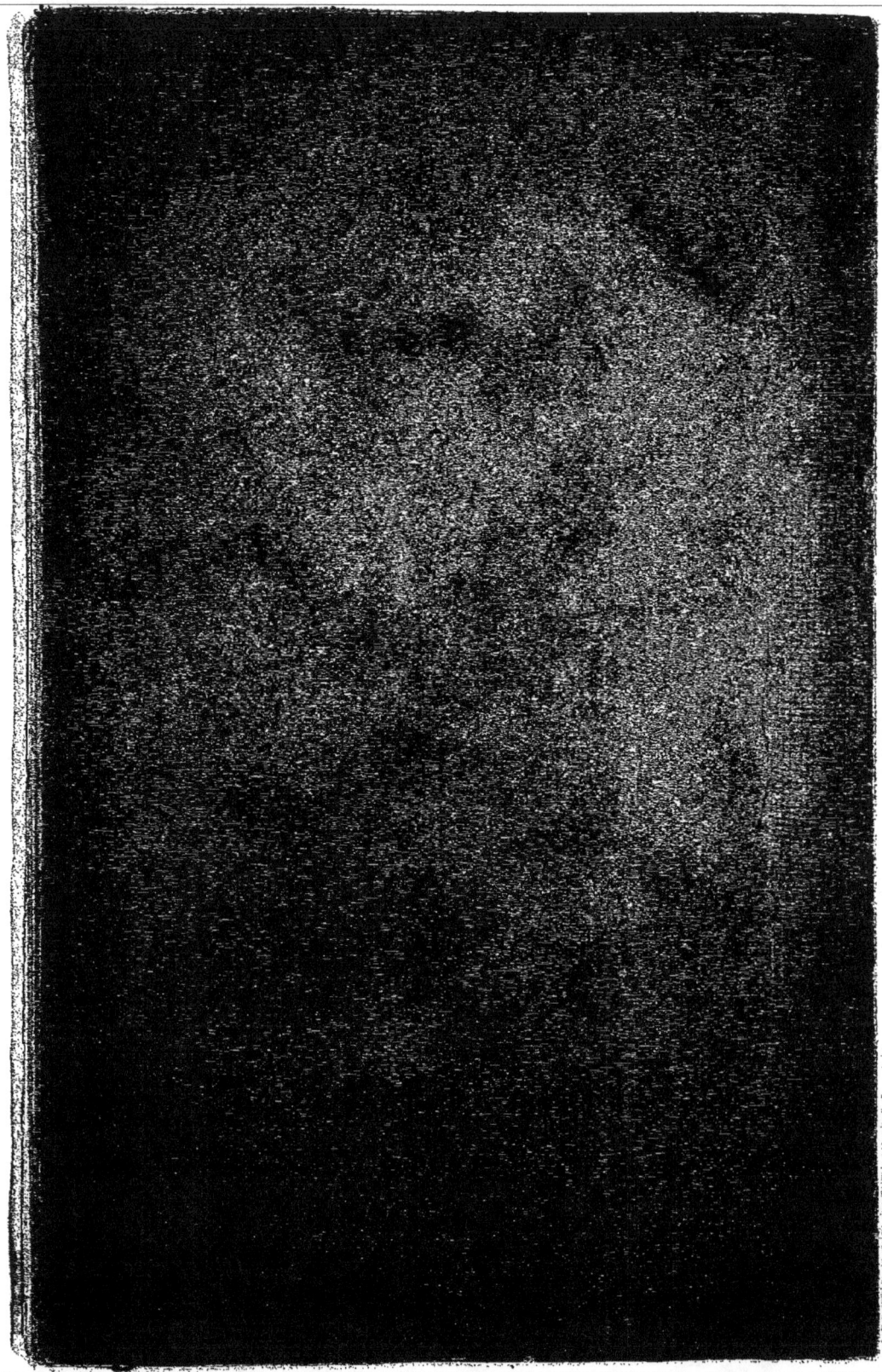

www.ingramcontent.com/pod-product-compliance
Lightning Source LLC
Chambersburg PA
CBHW050516210326
41520CB00012B/2330